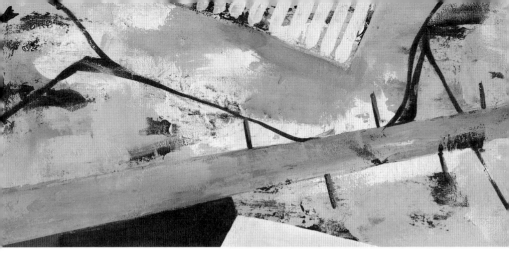

ピエール・マルシェ

藤元登四郎:訳

精神障害の下部構造

精神医学的思考様式の革新

Les infrastructures du trouble mental
Renouvellement des modes de pensée en psychiatrie
Pierre Marchais

金剛出版

Originally published in France under the title
LES INFRASTRUCTURES DU TROUBLE MENTAL
Copyright © L'Harmattan, 2015
www.harmattan.fr
Japanese translation rights arranged with
through Japan UNI Agency, Inc., Tokyo

序

「精神障害の下部構造」を手にとられた人々に贈る
ピエール・マルシェと藤元登四郎の世界にようこそ

加藤 進昌

　本書はフランスの精神医学者であるピエール・マルシェの二冊目の邦訳である。本書の基礎となるシステマル論は「精神活動——脳科学と新しい精神医学」（創造出版）で展開されており，同じ藤元博士によって訳出されている。ピエール・マルシェは1924年生まれというから，すでに百歳に近い精神医学者である。それだけの高齢の科学者にしてこういった新しい精神医学の理論が生み出されるということに，まず驚かされる。

　精神現象とは何かといったテーマは古くから哲学の主要な課題であり続けた。そしてその変容や解体によって現れる精神障害は，本来の精神現象のありようを写す鏡——本書でいう下部構造とみてよいだろうか——として，精神医学が哲学に貢献できる源泉であった。その試みの一つの成果が精神分析であったということもできる。一方で自然科学の進歩は著しく，生物の活動は細胞から分子，遺伝子のレベルまで解明されつつある。近年では脳活動が可視化されて，精神現象が機能的脳画像として表現される試みがどんどん深化しつつある。さらに磁気刺激によって精神現象を操作する時代にも入りつつある。AI（人工知能）の進歩は，深層学習（ディープラーニング）によってコンピューターが教師（人間）なしの機械学習をして自分で答えを見つけることも可能にした。

　本書はこういった科学の進歩に立脚して，脳と精神という二元論に与（くみ）することなく，情報科学的構成主義に基づく人工思考システム・モデルを提唱し，精神障害を解釈しようという試みであるといえよう。従ってというべきか，本書はいかにも難解である。数学的理論である圏論が重要な役割を担って展開されているのだが，評者の理解をはるかに超えるといわざるを得ない。読

者にはぜひ挑戦していただきたい。

　この訳出には大変な苦労を伴ったであろうことは，想像に難くない。藤元登四郎博士は，評者にとっては医学部の3年先輩であり，故郷の都城で大きな総合病院を経営しておられ，そこでは脳磁図も駆使した先端的研究を展開しておられる。学生時代に全共闘運動を経験してフランス・サルペトリエール病院に留学し，アンリ・エーの薫陶を受けて帰国されている。しかも日本SF作家クラブ会員であり，第6回日本SF評論賞の選考委員特別賞（2011）を70歳にして受賞する（藤元登四郎著「〈物語る脳〉の世界」寿郎社，2015）という経歴の持ち主である。この著者にしてこの翻訳者ありというべきであろう。博士による丁寧な解題も参考にして，読者にはピエール・マルシェ・ワールドに漕ぎ出していただきたい。

日本版のための序文

　思考の習慣を変革するのは容易ではない。それにもかかわらず，精神医学的知識が全般的に進歩する中で，本書の意味するところを考えると，精神医学の構造がはっきりするだろう。

　古典的に，精神障害は器質的疾患の形で解釈され，症状，進行要因，疾病原因論的要因などを用いて，症候群や疾病単位として検討されてきた。

　古典的な考え方では，理論的に異なる学派が乱立して不都合なところがあったが，それは暗黙の裡に認められていた。このように，精神医学に多くの知識の流れがあると，共通する研究はきわめて難しいところがあった。

　現在，この不都合を避けるために，臨床家はいわゆる《無理論的》観点や，陽性や陰性の構成要素の明確な徴候に頼っている。こうして，共通の判断ができるようになり，共同研究は容易になった。この真理の基準論は，診断を目的として多くの学派が集まって議論できるので，今や必要不可欠のものとなっている。

　しかし，基準論には深刻な欠点があり，多くの異議申し立てが起こっている。特に，もろもろの障害の症候学を考慮に入れていないので，精神医学の分野はかなり硬直した考え方が目立っている。実際には，精神障害は流動的で変容する可能性がある。したがって，診断的かつ記述的立場はどうしても認識を満たさない。

　さまざまな型の障害を克服して，信頼性の高い解決に達するために，私たちは，もろもろの下部構造の研究を迫られたのであった。これらの下部構造を検討すると，精神障害は特定されて，流動性や場合によっては起こり得る変化をよく理解できるであろう。

　この目的で，私たちは，障害の意味の中に入り込める，機能的かつ確実なアプローチを使用している。この立場から，本質的な深層のさまざまな力動

をよく把握するために，もろもろのプロセス，さらに環状の心的エネルギーの流れを考察する．そうすると，現在の硬直化の目立つ記述，すなわち精神障害の内的力動をうまく捉えられない記述的仕方を克服することができる．

そうすると，新しい思考の道具が必要となる．すなわち，類推的，論理的アプローチ，新しい理論を備えなければならない．これらによって，──同時にかつ確実な仕方で──定められた形，隠れた構成を行う力動，根元的な不変の要素，ならびにこれらの障害の流動性や明白な偶発的変化の原因となる精神活動を考察できる．

この意味で，得られた新しいデータは，類推的に証明できるように，他の専門分野で使用されている道具に頼る必要がある．すなわち，最も確実な専門分野にアクセスするのである．したがって，論理的，数学的，先端技術的アプローチ（構成主義的情報科学など），さらに物理学的理論（電磁気学など）が最も重要な課題として浮かび上がる．これらを使用して，観察者は個人のすべての体験を単純化せずに，特に思考の自動性に関する最も確実なアプローチをすることができる．これらのアプローチはまた，正常な精神機能や病理学的精神機能に関する新しい仮説を提唱する方向へ導いていく．

もちろん，この応用は困難であるので，乗り越えられるように解決する必要がある．しかし，もしこのアプローチを拒否するとすれば，精神科医は限られた研究分野に閉じ込められて，自己満足に陥ってしまうであろう．特に，重要な社会学的結果をデジタル化する激動の時代とのずれを生ずるだろう．

この著作の目的は，これらの困難を解決することである．利用可能なアプローチや理論を説明して，可能ないくつかの活動を予測して，観察可能な臨床的現実と一致する精神障害の下部構造を検討する．

本書は，学際的観点から明確に記述してあるので，多くの研究への道や精神医学的思考様式の最も確実な変革への道を開くであろう．

私たちは，新しい相関関係を確立しようと目指す本書を翻訳された藤元登四郎博士──精神医学の現代的な技術の研究者である──に深甚なる感謝を捧げる．本書の日本版が，藤元博士のおかげで，現代精神医学に必要な学際

的研究の幕開けとなり，その発展に貢献できることを祈念してやまない．

　2016年7月6日

ピエール・マルシェ

まえがき

《物と運動の間に最も実り豊かな結びつきを形成するのはエネルギーの概念である。……この介在物によってどのようにして運動が物となるかを見ることができる》。

バシュラール
（新しい科学的精神）

　精神医学は常に，内部対立と執拗な謎を含んでいる。それらを解決するには，この専門分野の新しい視線，方向転換，そして改革を必要とする。
　多くの問題が提起される。一部の傍観者は，精神医学が細分化しつつあると主張しているのではないのか？　今，精神医学は，基準，神経科学，精神療法に切り分けられることを甘受すべきなのか？　どのようにすれば，これらの障害の変化の謎の解決策を見出すことができるのか？　目に見える形態に関する知識は，隠された下部構造を無視しているのではあるまいか？　思考と言語の関係は，常に重視されているのか？　精神医学の臨床は，回答するための十分な論証があるのか？　他にもまだあるが，これらの問いかけを前にして，臨床医が苦境を脱する方策は，必要に応じて，他の学問分野に助けを求めることであるが，それは不可能であろうか？　おそらく，多様な面を越えて，あらゆる知識には統一的根底があるのではあるまいか？
　この著作はこのような数多くの疑問に，**学際的な観点から**，新たなアプローチ，方法，そして理論によって答えようとするものである。

───

　この企画を達成するには，まず観察者が利用できる**知識の自然な方法を明確にする**必要がある。このためには，思考，言語，精神障害の間の明らかな

関係を分析するだけでは十分ではない。

さらに，これらの生成される下部構造や隠れた変数を考慮する必要がある。その点に注意しないと過ちが起こるだろう。

このように，**操作思考の様式**は最初からリスクを含んでいる。直観的なアプローチは重要であるが不確かである。観察者の思考を保証する合理的かつ論理的なアプローチにより，得られたデータを検証し確定し，また不変の要素を抽出することはできるが，体験されるすべての障害の性質を解釈するのには十分ではない。

言語は，それ自体として，必ずしも安定したものでも，言語を生み出し，その基盤である思考と一致するものとは限らず，場合によっては障害となることさえある。それゆえ，言語の形成と思考との関係を間違いなしに適切に位置づけることが大切である。

そこで**操作思考と言語の内在的関係**の研究が必要になる。この研究は特に思考の型を構成する形式化にまで及び，その結果，精神障害の基礎の構成主義的表象にまで及ぶ（図1）。

その時から，**確立されたパラダイムシフトが突然生じる**。同じ障害やその下部構造の多様な表象を練り上げることができる。複数のレベルと基準の尺度が関与しているのである。さまざまな表象の統合がなされることさえある。

それを論証するために，この試論は論理的思考の型と基礎的現代数学に焦点を当てることになろう。また，すでに発表した研究で明確にした，構成主

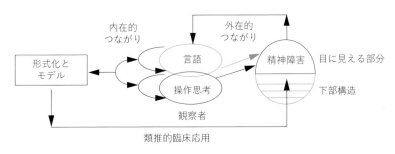

図1　認識サイクルの統合

義的情報科学の成果にも焦点を当てている。にもかかわらず，生化学および脳画像などの他の専門分野の集合もまた取り上げられている。

　本書の目的は，精神障害の隠された側面に沿って展開される，学際性を目指す精神医学の認識の道を開くことが可能になり，ありきたりのアプローチを更新し，提起された謎に少しなりとも答えることが可能なことを示すためである。

謝　辞

　精神障害の下部構造やそれらを活性化するエネルギー特性へのより優れたアプローチを可能にする学際的な視野に導いていただいた方々に深く感謝する。
　おかげさまで臨床研究を通じて，幸運にもまったく異なる分野と実り豊かな出会いが可能となった。これらの分野には以下のものがある。

- **エピステモロジー**は，学際的な方向性の重要性を示したが，特にそれが明らかになったのは同僚クロード－ジャック・ブラン Claude-Jacques Blanc とビレンボーム Birenbaum との討論，AFSCET のセミナー[1]，ENS[2] の《Mamuphi》，AEIS[3] のセミナーにおいてであった。そこでは，一見，相互に非常に離れているようにみえる分野間に橋を架けることが可能であることが確認された。
- **生物学**：私たちの惜しむべき友人，デンマークのロスキルドの SCT ハンス病院の生化学研究者，また同時に精神医学における学際的研究国際センターの創設者，アクセル・ランドラップ Axel Randrup との共同研究。
- **論理学**：最近逝去された友人で，思考の厳密さ，高邁さおよび開放性が高く評価されている，スイスのヌーシャテル大学学部長グリズ J.-B. Grize 教授との共同研究。
- **システム工学**：AFSCET により，精神医学におけるシステマル法の有効性を確認することができた。

---

[1] フランス・サイバネティック・認知・技術システム科学協会 Association Française de Science des Systèmes Cybernétiques, Cognitifs et Techniques.
[2] ルーアンのエコール　ノルマル　シュペリユールにおけるセミナー《マムフィ Mamuphi》(数学，音楽，哲学)．
[3] 欧州学際科学アカデミー Académie Européenne Interdisciplinaire des Sciences.

——**数学**：アンドレ・エレスマン Andrée Ehresmann 教授とルネ・ギタール René Guitart の圏論に関するセミナー，また，ENS でフランソワ・ニコラ François Nicolas が発起人の会議。彼は精密科学から音楽の作曲に至るまでの重要性を強調した。

　——**構成主義的情報科学**：大学教授，ルーアンの LITIS-INSA の研究者である，アラン・カルドンの研究によって，臨床医学との出会いが可能になった。この点に関しては本書で言及する。

　——**電磁互換性**：電子技術エンジニアで GERAC [4] 環境試験研究所長オリビエ・モーリス Olivier Maurice の研究を参照するもので，可能なアプローチの新しい方法に補足的な照明を与えていただいた。

　——**芸術分野**：詩人で彫刻家の友人ジャン キャンパ Jean Campa の作品が，感覚的かつ合理的なアプローチの調和的結合に気づかせてくれた。

　また私たちの研究の普及に貢献された，リオ・デ・ジャネイロのホルヘ・アルベルト・コスタ・エ・シルヴァ Jorge-Alberto Costa e Silva 教授，メキシコのヘクトー・ペレス・リンコン Hector Perez-Rincon 教授，そして日本の藤元登四郎博士を含む外国の同僚たちに対して心より感謝を捧げる。

　同じく，われわれの同僚で友人のポール・ウイオン Paul Houillon 博士は出版前にわれわれのテキストの草稿の読み直しを受諾され，建設的で適切な指摘をいただいたことに対して深く感謝申し上げる。

　最後に，ジャック・シャゾー Jacques Chazaud 博士におかれては，通常の私たちの研究分野では普通の知識の筋から外れた私たちの著作の出版について，長年にわたって躊躇なく支援していただいたことに対して心より御礼申し上げる。

---

[4] GERAC：Groupe d'Étude et de Recherche Appliquée à la Compatibilité électromagnétique (電磁互換性応用研究調査グループ)

序　文

　精神医学の場は，コード化された障害全体には還元できない。というのは精神障害は，精神システムを活気づける不安定な内部と外部の変わりやすいエネルギーの流れによって形成され，変形し，変化する可能性さえあるからである。

　したがって，それらの見かけだけに基づく障害の表象は，その複雑さのすべてを反映しているものではありえない。それゆえまた，隠された下部構造を知る必要がある。なぜならば障害は，基底の多数の機能的要素から，それを構造化する環境によって構築されるからである。

　確かに，障害の下部構造について検討する前に，最もありふれた症状から障害に取り組むとよい。そのためには，観察者と患者との間に，明らかに十分な精神的な共鳴が必要である。これは，脳——精神システムの建築学的構造の類似性，および患者の本能——情動的かつ感情的体験について考慮することを前提としており，それによってあらゆる知的な意思疎通を行う前に，患者との事前の十分な共感を確立することができる。したがって，最初から事前に決定された展望に固定してしまうと，前もって研究対象の思考システムの知識を形式化し，観察者の態度に跳ね返ってくる危険があろう。患者に疾患のラベルを張りつけること（古典的な態度）は，患者を枠の中に閉じ込めることであり，その結果は，単に観察者の概念的な自由の上に跳ね返ってくるだけである。患者の体験を無理論的な表面だけの項目の寄せ集め（基準論的態度）と同列に置き続けることは，人格の異質な要素を分散することであり，科学性の意図にもかかわらず，多少とも偏った表象をまき散らすことである。

　続いて必要なことは，より自由で力動的な方法で思考の機能様式，およびその言語的表現方法を考察することである。そうすると障害の表象を変革し，

必要となる思考様式の機能にしたがって拡張し，それから総合化を行うことができる。ここではこれらの表象は神経症や精神病の形態に限定されることになるだろう。

―――――

　この著作の目的は，日常の臨床データへと全面的に立ち返って，この困難な主題について初めてアプローチすることである。この目的のために，認識手段を全体的な力動的な歴史に照らして更新することが必要であり，単なる知覚現象や単なる精神医学の専門分野を越えて観点を拡大し，思考の展開，方法，表現に基づいて基準パラダイムを変更する。

　精神医学の歴史は，この専門分野が多くの問題を解明するために，何回も認識の規定を変えなければならなかったことを示している。
　確かに，精神医学的知識は，合理的方法に従って，常に線型であったとは言えない。それは，精神障害の複数の面を示しつつ，表面的には不連続な仕方で進化を遂げた。それぞれの段階で，観察者は確立された概念的な枠から解放されて，持続する困難を解決しようと試みた。こうして精神医学は，さまざまな概念的革新に耐えた。それは合理的秩序とか，精神分析的，生化学的，哲学的，情報科学的秩序あるいはその他の類のものであったが，それぞれ大きく異なった知識の新しい流れを引き起こした。
　こうして精神障害へのアプローチは，外観から内容へ，記述から意味へ，感覚的形態から抽象的構造へ，固定された構造から閉じられ統合された流れの動的組み合わせへと進んだ。……したがって，このアプローチは神話（《狂気》）から合理性（《精神疾患》）へ，感覚的類推的方法から経験論的な合理的方法へ，経験論から一新された論理的方法，個人に焦点をあてた観点からその周辺にまで開かれた観点へと姿勢を変化させて，新たな仮説を生み出した。
　振り返ると，この歴史はまた，図式的に，精神医学的知識が螺旋状に進歩してきたことがわかる。つまり，事前のデータに立ち戻ってはそれを掘り下げながら発展させ，それぞれの深化がますます抽象的な方法と相まって，一

般的な科学認識論的原理に応えてきたのである。

　こうして現在の認識段階では，アプローチは症状の記述的な仕方に戻ってきているが，DSM (1) に従って陽性と陰性の基準を組み合わせにより，いかなる理論もなしで済ませたいと望んでいる（しかし理論はすべての科学において欠かせない）。DSMの意図は，観察者をひとつに集め，障害をよりよく探し当て，同時に神経科学に向かって開かれていることであった。しかし多くの課題が残っている。

　したがって精神障害へのアプローチの複雑さをよりよく理解するには，より広くてより深い新しい観点を確立しなければならない。事実，精神医学の歴史のさまざまな時期を概観すれば，精神障害の世界に取り組むには図式的に，二つのやり方があることがわかる。その一つは外観的なデータによるもので，これは認識を区分するのに不便である。もう一つは，より不確かな隠された面によるもので，前者に組み合わせてより豊かにして，必要なアプローチとはさらに対立するような，異なる進展をも含んでいる。

　前者の場合，アプローチはまず記述的であり，感度がよく，合理的で，見かけの形を明確にし，区別し，場合によっては相互関係の確立を目指している。後者の場合は，アプローチは特に構造的であることは明らかである。特別な戦略が最初から含まれているので，見かけの形態の内側に浸透して，特に比較および微分的分析により不変の要素を抽出することを目指している。それをやることができるのは，支配的な類似性の融合により，精神分析で試みられる解釈へと導くか，あるいは観察者の歩みを確実にする論理的なアプローチによるものである。外的アプローチを補足する内的アプローチにより，提起されている問題のより全体的なビジョンが得られるので，考察の対象の見かけの形態とその下部構造の間にある緊密な関係を明確にできると同時に，環境要因との相互関係を確立して，障害の意味作用を明確にできる。これらのつながり（単純なあるいは複雑なつながり，確実なつながり，仮定的なつながりあるいは可能性のあるつながり）の探求は絶えずなされるべきである。

　さらに，類推的で論理的な方法に認められる重要性は，採用する観点によ

り異なってくる。形態の類推的共鳴に基づくアプローチは，思いがけない出来事に扉を開き二次的に論理的な方法により修正されることになる。合理的アプローチは，予め必要な思考の論理的型により最初からそれらを限定する。

　言い換えると，精神障害の目に見える世界から内的世界への移行は，類推的および論理的方法さらには数学的で技術的な方法を用いて，さまざまな専門分野のデータから着想を得て，学際的な展望から生じる不変の要素を抽出する。

　以上の理由により，利用される**アプローチ**は，非常に多様である。したがって，歴史的な展望はそれぞれ必要な方法での変更を伴っている。すなわち，論理と類推を異なった仕方で関連づける古典的精神医学の経験主義，精神分析の支配的な類推，科学性を目指す流れではより形式的な論理である。……このように，観察者が主体の体験に強い関心を寄せれば寄せるほど，不確かな解釈の源である，感覚的な類推的出会いに身を委ねることになる。また，厳密であろうとすればするほど，ますます正確な論理的方法に頼り，それと同時に体験の感覚的な側面を干上がらせることになる。いずれにしても，比較分析や微分的分析による不変性要素の探求が不可欠となる。

　しかしながら，謎は常にある。それゆえ，現在の状況では完全に満足できないだろう。特に，障害は結局不安定であり，関連づけられ，あるいは明白な理由もなく変化する可能性さえある。このように，障害をよりよく理解するためには，諸々の形態の差異だけでなく，またそれらの対立，さらには内的矛盾も明確にできる方法を用いる必要がある。身体的世界から精神的世界への移行は常に神秘的である。したがって，臨床医は，障害の内的力動の構造を考慮し，言語を確かなものにし，方法を洗練させ，対立論理のような新しい論理を使って方法をより厳密なものにして，しっかり確立された思考の型により一貫性のあるものにして，基底のエネルギー網の機能不全の方へと向けられる。

　したがって，それぞれのタイプのアプローチは，新しい理論の方法を生み出す。すなわち，記述的，機能的，構造的理論であるが，そこでは観察者の

客観性と主観性が変化する。障害のある面から別の面への移動は，このように新たなデータを探るパラダイムの変更でもある。

　したがって**必要な方法**は，より科学的なアプローチに向かうことになるが，だからといって感覚的体験の特異性を忘れているわけではない。感覚的体験と直接に観察可能なデータとの間のつながり，観察可能のものと知覚されないものとの間のつながりを確立することは，科学的目標の一つである。かくして，精神医学は新しい論理的認識の世界のただ中に投げ出されることになる。この世界は，その複雑な分野全体を表すことはできないが，しかし論理，数学，情報科学，電子工学……などのデータを借用することで，一定の保証を確実にする。これらのデータは，構成主義的目標に向かって，最初の人間主義的で倫理的目標を補足し確実にする。これは集合論的方法の役割であり，障害の構成部分だけでなく症状レベルも統合でき，その組織を確固たるものにし，さらには，圏論やその他の現代技術的方法のように，より力動的でより精密な他の方法の論理的座標系として役立つことができる。

　これこそ，私たちが研究の方向として実現しようとしたものである。このように集合論的方法を用いると，組織，統合様式，コミュニケーション，調整などのさまざまなレベルの生物学的場，心理学的場，社会文化的場をより明確にできるので，その結果システマル法と呼ばれる観察方法に達したが，これはきわめて生産的であることがわかる (47, 49)。同様に，この全体的な概念を越えて，機能的プロセスの研究やそれらを構成するさまざまな単純かつ複雑なつながりの研究は，圏論の数学的論理を利用することにより，より明確なものになり得る (48, 50)。最後に，それらの自動制御の知識をより豊かなものにするために，基底のエネルギーの場と隣接する情報的構成要素を考慮することで，私たちは，カルドン A. Cardon (60) の開発した人工思考システムの構成主義的情報データとの類似性の方へと進み，そしてまた，モーリス O. Maurice もまた同様に電磁互換性の概念をもたらしている可能性を指摘した。このように，ますます正確になる一続きのモデルが，段階的に喚起されるはずである。

しかしながら，臨床医は段階に従って作業を進めるので，それぞれの段階は精神システムの下部構造にますます深く埋められた要因を介入させなくてはならない。かくして，私たちはしばしば，認識の道具が洗練されるにつれて，障害のそれぞれのタイプに立ち帰り，その構造化に徐々に入り込んでいかざるを得ない。これは繰り返していかなければならないが，しかしまた，毎回，初期のデータを再び取り上げて，これらの障害の分析の連続的更新を可能にすると，絶えず深く掘り下げることが可能となり，それによって螺旋状の認識様式が示される。

精神障害の仮説的表象は，このように作り変えられていく。したがって，この新しいアプローチは，その結果として，もはや精神障害を次のような疾患あるいは概念としてみなさない。すなわち，精神障害が異なった形態により構成され，多かれ少なかれ特定の進行や原因となる，並列した症状全体に還元される。私たちのアプローチでは，障害は相互作用のエネルギーの流れと，生物学的な基盤に支えられた複数の情報要素から構成される複雑な動的構造になる。複数の環境との絶え間ない相互作用によって，目に見える，変動する，場合によっては変容可能性のある諸形態を生み出すのである。

言い換えると，この新しい観点では，観察可能な病理学的場は，動的なものとして際立って明らかになり，今日記述され比較検討されている病理学的形態の総体よりもさらに幅広いものとなる。確かに，目に見える形態は常に目印として役立つが，しかしこの新しいアプローチは内的構造のさらに正確な分析を可能にする。このアプローチは，精神システムのあらゆる組織階層のレベルへそしてあらゆる方向へ伝達され受理された情報要素を基盤にしているので，絶え間なく再編成して統合される多数の円環と構造を創造する。

こうして，**新しいパラダイム**はエネルギーの発動を示す思考の運動から徐々に練り上げられる。

しかし，新しいパラダイムが信頼度の高いものになるためには，いくつもの条件が必要である。観察者は，障害の下部構造と隠された要因を明確にす

るには，普遍集合の表現の幅を豊富なものにする必要がある。この目的のために，学際的観点が暗黙の条件となる。したがって，それらの要因をできるだけ正確な仕方で表現するには，操作思考や言語をそれら固有の支えで明確にして区別する必要がある。こうしてよりよく統合され，それらの間で一貫性が維持され，検討される現実との適合性が得られる。その上，下部構造により意味される認識のさまざまなレベルに対処するためには，まずその階層化を考慮し，対応する階層を検討する必要がある。そのやり方によって，より直接的な特異的ツールを利用する必要がある。つまりますます洗練されたアプローチと思考の型を利用することである。

　最終的に，正常なあるいは病理学的な精神の働きの下部構造を明らかにするために，観察者は，認識の自然な手段を熟知し，現代の科学技術の先端的手段を利用すべきであり，それによってますます正確な諸要因を抽出することができる。そこで，これらの下部構造の変動理由がわかるようになり，特に流動的で偶発的な精神障害の変化の理由をよりよく把握できる。

概　要

　本書は，学際的な考え方に視点を置き，三つの部分からなる。
　第Ⅰ部は歴史的な観点であり，既存の精神医学的知識野に本書を位置づけるものである。第Ⅰ部では，さまざまな思考方法を明示し，精神障害の研究野の拡大に役立つ，一連のパラダイムの更新について言及する。したがって，新しいパラダイムの飛躍となる全般的進歩を示す。
　第Ⅱ部は，知識とコミュニケーションの自然のツールである道具の操作思考と言語の相互の役割に関するものである。これらは，それぞれの構成内容，それら相互の特異性，そしてそれらの相補的活動を取り上げて，検討する障害との複数のつながりの差異を示す。
　第Ⅲ部は，専門分野の異なった基準に対応する，精神障害の下部構造の表象について詳述する。いくつかの例を示すが，これは精神システムの動的構造化から得られ，そして基底の生物物理学的エネルギーの変化を伴う，精神的情報の流れのネットワークに基づいている。それらは，論理－数学的思考（集合論と圏論）の型，現代の技術（構成主義的情報理論）の型の適用に関するもので，さらに電磁互換性の問題がつけ加えてある。それによって，障害の下部構造の形成に寄与するエネルギーの流れについての理解が可能になる。いずれにしろ統合可能性のある，それらの多様なレベルとさまざまな尺度によって，同じ障害のさまざまな表象の展開様式を理解できる。
　これらのさまざまなデータを総合すると，精神医学も，私たちの日常生活に浸透している科学技術的知識の一般の進歩から分離されているわけではないことが理解できる。したがって，知識の新しい多面的パラダイムが，精神医学に突然現れることになる。それにより，徐々に，精神障害の深い構造化が明らかにされると同時に，新たな研究のレベルへの入口が開かれるであろう。

目　次

序
　「精神障害の下部構造」を手にとられた人々に贈る◉加藤　進昌 ……3
　ピエール・マルシェと藤元登四郎の世界にようこそ
日本版のための序文◉ピエール・マルシェ ……5
まえがき ……8
謝　　辞 ……11
序　　文 ……13
概　　要 ……20

第Ⅰ部
精神医学における認識の流れのまとめ ……27
◉概要 ……29
1−精神医学におけるパラダイムの転換 ……29
　　a）古典的および新古典主義的思考様式 ……30
　　b）精神分析的方法 ……32
　　c）現代の科学的手法 ……33
2−新しいパラダイムに向けて ……34
3−パラダイムはどのように転換するのか？ ……35

第Ⅱ部
思考と言語 ……39
◉概要 ……41

第1章　操作思考 ……45
　　　　　直観と理性の関係
1−直観的アプローチ ……45
　　a）特徴 ……47

b）臨床的直観 ……52
　　　c）合理的アプローチとの出会い ……53
2 －合理的方法 ……54
　　　a）論理的接近の指標 ……55
　　　b）新たな観点 ……57
　　　c）使用するアプローチ ……58
3 －反対関係論理 ……61
　　　a）六角形の論理 ……61
　　　b）精神医学分野への移し替え ……63
　　　c）意味論への道 ……64
　　　d）臨床での適用 ……66
　　　e）精神的機能の認識にもたらす影響 ……74

第2章　言語とその結びつき ……77
● 概要 ……77
1 －運動と音素 ……78
　　　a）臨床データ：音素の出現 ……78
　　　b）準臨床関連データ ……81
　　　c）身体運動と言語の構造的発展 ……82
2 －言語活動の発達 ……84
　　　a）門の概念 ……84
　　　b）意味作用と意義への到達 ……86
　　　c）統辞論的つながり ……91
3 －形成された言語の多様な側面 ……94
　　　a）操作的連携 ……94
　　　b）精神的および言語的器官の構造化様式 ……96
　　　c）言語を形成するつながりの自動化 ……98

第3章　精神病理学における思考と言語の役割 ……103
● 概要 ……103
1 －思考と言語のそれぞれの役割 ……105
2 －言語，精神機能障害の表現 ……109

a）神経症の分野において……109
　　b）精神病の分野において……111
　　c）臨床的結果……115
3－言語，精神機能不全の要因……116
　　a）神経症の分野において……116
　　b）精神病の分野において……117
　　c）臨床的結果……119

第III部
精神障害の下部構造の表象……123
◉ 概要……125

第1章　精神システムの建築学的構造……127
1－精神病理学的着想に基づいた局所論……127
2－論理数学的考え方に基づいた局所論……128
3－前トポロジー空間……129

第2章　精神的流れのネットワーク……133
1－精神システムの構造化……134
2－ネットワークのエネルギーの変動……136
3－ニューロン基質の力動……136

第3章　集合論的表象……139
1－システマル法的アプローチ……140
2－モデルの種類……143
3－集合論的アプローチの特徴……144
　　a）重要性……145
　　b）限界……147
　　c）表象に必要な開放……147

第4章　圏論的表象 …… 149
1 − 方法論的特性 …… 149
2 − 精神病理学への適用 …… 151
　　a）神経症的状態 …… 152
　　b）精神病的状態 …… 156
3 − 精神医学のさまざまな流れへの延長 …… 159

第5章　構成主義的情報科学的表象 …… 163
　　　　（アラン・カルドン Alain Cardon との共著）
1 − 人工思考システムの構成性の想起 …… 164
2 − システムの活動と制御 …… 166
　　a）制御の必要性 …… 166
　　b）アトラクター …… 167
　　c）制御装置 …… 167
　　d）エネルギー分岐 …… 168
3 − アトラクター，制御装置，エネルギー分岐の絡み合った作用 …… 169
4 − 臨床における類推的互換 …… 170
　　a）表層の機能不全：神経症 …… 171
　　b）深層の機能不全：精神病 …… 182
　　c）非定型の形態 …… 189
5 − 精神病理学的モデルの実現 …… 197
6 − ニューロンモデルとのつながり …… 198

第6章　電磁互換性 …… 201
　　　　（オリビエ・モーリス Olivier Maurice の参加を得て）
● 概要 …… 202
1 − 現代のいくつかの研究について …… 203
2 − 臨床的現象の進行との類似性 …… 208
3 − 精神医学における電磁気学的仮定 …… 210

第7章 さまざまな表象の統合 …… 213
1 －表象を細分化する …… 213
2 －不変要素による臨床的形式化 …… 214
3 －未来の分析の展望 …… 215

総　　括 …… 219

文　　献 …… 227
訳者のあとがき …… 231
解　　題 …… 235
図表目録 …… 257
Pierre Marchais の著作 …… 258
索　　引 …… 261
訳者略歴 …… 268

第Ⅰ部

精神医学における認識の流れのまとめ

● 概要

　知識は，あらゆる専門分野で未だ解決されていない謎を前にすると，取り入れる観点によって進歩する。知識は，それぞれの異なる座標系を構成する観点，進め方，方法，新たな道具による一連のアプローチの仕方，そして連続的飛躍により示される。これらの知識の座標系の様式はさまざまなタイプのパラダイムを示している[5]。このように記録される飛躍は，研究者の思考ばかりではなく，社会的な環境の進歩や組織に依存すると同時に，多少とも科学的共通性が最終的に同調する新しい思考を受容する。それらの相互作用から新しい知識の様式が生まれる。

　このように知識は難点から成り立っているところがある。ある問題がいったん解決されると，新しい形式の科学となり，社会的な環境の観点から《普通》のものへと変化していく。クーン T. Kuhn (38) の提起したパラダイムの概念は，反論される理由がないわけではなかったが，それでも精神医学の一定の段階を示しているので簡潔に述べることにしよう。

　この学際的な研究の目的は，観察される現象との一貫性と一体性を求めながら，この計画をうまく位置づけることである。

1－精神医学におけるパラダイムの転換

　精神医学が，いくつかの認識段階を経て今日にいたったことは，平凡ながら誰も反論できなかった事実である。しかし採用する座標系により，いくつもの異なったタイプのパラダイムが考えられる。図式的にいくつか，歴史的データの概略を述べよう。

　ごくわずかな例外を除いて精神障害へのアプローチは，18世紀後半以降まで神話的様式で行われてきた。

---

[5] パラダイムは，語源的に，一つの例に関係するものである（ギリシャ語でparadeigma，ラテン語でparadigma）。文法では，《語尾変化，動詞の活用の型として示される言葉のタイプ》(Le Robert辞典)。科学分野への拡張により，この語は，《科学的研究と考察を方向づける理論的思考モデル》(Le Petit Larousse) を示すようになる。

《狂気》の神話は，社会の一部の人がなくそうとした努力にもかかわらず，集団的な思考の中に根強く残った。悪に取りつかれていると考えられた人々は，しばしば社会から隔離されて監獄に閉じ込められた。19世紀の初頭になって，人間主義的な観点から癲狂院に移された。

神話的な態度からの脱出は，人間主義を普及しようとする社会・政治的な出来事と平行して行われたが，この考えはすでに，《啓蒙の世紀》に現れて，当然の権利を個人に与えようとするものであった。合理的思考には知識の進歩を示す連続的に起こる不確定要素があるが，さまざまな進歩の段階が明らかになった。こうして観察者は，認識のいくつかの段階を介して神話から科学の段階へと移行し，そのたびに新たな概念的な方法と材料が同時に必要となった。しかし周囲の状況の役割が――とりわけ政治的なもの――なかったわけではない[6]。

このことからすぐわかるように，知識は，採用する方法の座標系と性質への対応から起こる。このように，それぞれの段階で，新しい展望，方法，道具を伴った多くの段階が続いた。それゆえ今日，今後のさらなる進歩を期待するとすれば，新しいパラダイムの検討が必要となる。

単純にいえば，歴史は三つの主要な面を区別できる。すなわち，古典的な経験主義的面，精神分析的面，そして現代の科学的面（特に新しい技術と関連する）である。

a）古典的および新古典主義的思考様式

周知のように，人間科学としての精神医学は，世界中に分散している観察者によって，精神障害の新しいビジョンを創り出した。彼らは，これらの障害を医学的専門分野に合わせて，つまり疾患野が研究され処理されるのと同じ仕方で扱う必要があると考えた。

以前にも多くの先駆者がいたが，歴史的にこの専門分野の出発点と考えら

---

[6] 精神医学における政治の役割は，最近でも，ペウツナー・アペロイグ E. Pewzner-Apeloig 博士のリーダーシップの下で，Société Médico-Psychologique の一連の通信で注目された。E. Pewzner-Apeloig.Ann.Méd.Psychol.Masson, Paris, 172, 1, 1-94.2014.

れるのは，ピネル Ph.Pinel の活動である。今や有名になった伝説の一コマによれば，この精神科医は，看護師ピュッサン Pussin とともに《狂人》を鎖から解放し，18世紀末以来，彼らを精神病患者として扱った。これらの患者の分析と識別は，当時の社会的環境と一致して発展して知識の一つのパラダイムを構成し，これらの障害の鑑別の発展の起源となった。

　こうして，ほぼ一世紀半におよんで，全体的な精神疾患が練り上げられた。それは，数々の異なった臨床形態を伴う複数の疾病単位と症候群の形態で，障害の無数の外観，異なる原因，さらに特異性そして多少とも特有の進行に対応するものであった。

　この姿勢はきわめて記述的で，第三命題排除に基づく古典的タイプの自然論理を用いているので，精神障害は，異なった起源（遺伝的，感染性，中毒性，葛藤的，自動症性，教育的，社会的，人種的など）により，形態，全体構造，原因病理論の視点から識別された。これは古典的な精神疾患，すなわち，躁病，うつ病，妄想，認知症 démences，精神遅滞，統合失調症などであった。神経症の区別に関しては，不安／苦悶神経症，ヒステリー，強迫観念，神経衰弱，神経症性うつ病などであった。しかし学派によってさまざまな違いもあった。社会に受け入れられた一般的概念の枠組みが，古典的精神医学の全盛期を作り出したのである。

　しかしこの専門分野の発展につれて，炯眼(けいがん)な精神を持った人々は，このアプローチが完全に満足のいくものではないことを理解していた。こうして彼らの建設的な努力，新しい観点，方法，道具によってこの見事な集合に亀裂が生じたのである。

　精神医学は深い変革を受けることになった。数々の試みがなされ，新たな流れや革命的な概念形成にさえつながった。こうして，客観的精神病理学的，精神分析的，反射学的，行動学的，精神－薬理学的，哲学的，社会学的，人間学的，道徳的などの流れを挙げることができる。このような多様性をみると，さまざまな知識の流れを生むことになる基本的な多様な要因（精神的，身体的，化学的分野），環境的要因（教育的，社会的そして文化的）を考慮すべきであることがわかる。

これらの異なる効果的な特異な動きは，障害の外見の形態に関係があり，古典的な方法を採用しているので社会的に受け入れられた。例外は精神分析であり，その独自性により特別な位置を与えられた。これらの動きが徐々に精神医学的知識を発展させて，この専門分野をさまざまな段階で深く際立たせたのである。

b）精神分析的方法

　精神分析的観点は切り離して考慮する必要がある。すなわち，心的装置内部と相互関係の観点，特別な方法論，精神病理学の歴史における深い影響についてである。事実，精神分析の科学的特徴の有無についての評価がどうあれ，その方法論的限界，特に集中的に感覚的類推に頼るという限界があるにもかかわらず，古典的精神医学の知識を刷新したことの重要性を否定できる者はいない。精神薬理学の流れと神経科学の流れによっていささか批判を受けたが，精神分析はいわゆる人間について語る精神医学に新たな支持者を獲得している。この精神医学は，今日，DSMの還元主義に反対し，神経学，科学，あるいは社会学的方向を目指す流れに不満を持っている。

　19世紀末に，フロイト S. Freud が独自の観点を練り上げた時，彼の視点はもはや目に見える現象だけではなく，すでに下意識や無意識の基盤を対象としていた。それは以前に，ジャネ P. Janet が古典的な手法を用いて客観化できる仕方で示したものであった (31-33)。フロイト (22) が，その観点を特に感覚的類推を合流させる仕方で拡大した。その方法は独創的であった。すなわち特別な観察条件を含んでおり，特に研究対象についての《王道》——夢の道——を進んで，無意識の要因に到達しようというものであり，障害の外観だけではなく，観察者と観察される患者の関係にまで関心が向けられた。

　そこから生まれたのが，無意識の存在とリビドーに集中する新しい精神システムの理論であり，実りをもたらしたことは間違いないが，同時にその限界もわかってきて，数多くの批判を呼んだ。したがって，精神分析は精神障害や精神の働きによって提起されるすべての謎を解くものではなかった。そのために過度の解釈に至ったのである。かくして，新たなパラダイムを探究

する必要が生じた。

c) 現代の科学的手法

確かに，異なった流れやいろいろな影響の共存している精神医学のさまざまな認識の段階の間に，はっきりした区分を示すことは容易ではない。しかし，20世紀半ばの新しい科学認識論的断絶が，化学や物理学の新技術の出現，洗練された厳密な論理の利用に伴って認められる。

こうして**精神分析革命**の後，1952年から**精神薬理学**革命が到来した。これは，精神障害に対するアプローチや障害者に対する社会の態度を根本的に変化させるのに役立ち，それによって少しばかり精神障害者の解放が進んだ。しかし，この変革は，現代の技術の進歩の前に少々息切れしているように見える。

ほぼ同時期に**情報科学**が登場したが，その影響が大きなことは明らかである。その厳密さと社会的，技術的な影響により，知識は新たに飛躍した。情報科学は，統計的な研究の手法のみならず，新しい科学として異なった仕方で精神を生み出し，新しい探究の技術を開発し，人工知能や人工意識をも生み出す研究を可能にする (28)。いずれにせよ，これらの影響は，精神障害へのアプローチを変革する新たな手段の出現へと導くのである。それは，より厳密なものにすることによって，診断の概念的焦点を新たに作り変えることになる。

科学性を目指す観点から，まず**基準論**が精神疾患を変えた。精神医学のいろいろな学派の多様性や，知識の潮流，あるいはしばしば対立を前にして，基準論は無論理的であろうとする。その結果，多軸評価に依存し，また陰性と陽性の基準について，臨床医の診断が一致できるようにした。そこで，障害を構成する要素の統計的観点に頼ろうとしたが，しかしその性質と下部構造を明らかにするには十分ではない。現在の成功がどうであれ，このやり方は方法論的弱点のあることは否定できない。それは，共通の研究目的で観察者を結びつけるために全体の目安をつけるだけであって，精神障害の十分な臨床研究を満たすことはできない。しかも，いわゆる統合失調症の場合に見

られたように，誤った診断へ導く場合もあり，初期の目的とは反対の方向に進んでいる。

神経科学についていえばさまざまな技術を使用する。この意味で，これらの他覚所見の中で関係してくるのは，たとえば，特に夢と覚醒時の脳活動の電気作用 (39)，精神病理学における感情的認知的プロセスの脳画像の研究 (7)，電磁気学 (65) などである……しかし，それらは精神障害のすべての構造化をまとめることはできない。なぜならば，体験の構造化は神経系だけには還元できないし，個人の主観性や社会文化的刺激の役割もまた重要な形として決定論にかかわっているからである。

しかしそれでもやはり，神経科学は本質的な情報，特に精神障害についての解剖－生理学的情報をもたらすことは明らかである。それらの技術やデータ（特に精神機能の画像）は著しく発展してはいるが，しかし本書の主たる目的は臨床的，方法論的そして科学認識論的なものではないので，これ以上は触れない。

2－新しいパラダイムに向けて

よく知られているように，すべての科学の進歩は一部，知識の道具の発展と刷新に関係している。ところが，これは新たな手段を前提としている。なぜならば，今日，単一尺度の全体基準があるというだけでは，精神障害ほどの複雑な現象の研究にはあまり意味がないからである。

したがって，障害の外的認識から内的認識へと移行するには，新たな思考法を前提とする。しかし，精神医学が，ますます多くの批判があるにもかかわらず，客観的であろうとして定量的な観点から基準論に委ねようとしている現在，それに反対を唱えることは可能であろうか？

図式的に考えると，研究方法の刷新は少なくとも，三つの方向の結びつきが考えられる。

――**学際的な展望**は，新たな研究対象，特に，精神障害の隠された下部構造，そして言語とそれに関連する思考の運動を結びつける関係を明らかにする。
――**新しいアプローチ**としては，障害とそれを表現する言語を形成するつながりの変動，さらに対立の問題を解決する。
――**思考の新しい型**は，精神的体験とそれを表現する言語間のできるだけ密接な整合性，そして記述形態と表象される現実との一致を明らかにする。

ただし，これは一挙に実現できるわけではない。つまり，下部構造は一度に姿を表さない。まず徐々に階層ごとに適切な道具と思考の型により目安をつけ，次第に隠された深い層へと進む。

パラダイム転換の重要性は疑うべくもない。思い出されるのは，精神医学の歴史において，方法には明らかに持続的動きがあったことである。すなわち，精神障害を前にして，魔術的な態度から理性的な態度へ，客観化できる合理的な態度から精神分析の相互主観的態度へ，相互主観性から精神薬理学へ，臨床的アプローチから神経科学や現代技術の利用への移行である。さらにその先に進むことは可能であろうか？

3－パラダイムはどのように転換するのか？

変動し変化する病理学的な機能プロセスの存在とそこにもたらされる対立により，臨床医は新たな臨床研究やモデル化を強いられる。モデル化により認識レベルの変更と，新たな思考の道具の使用が必要となる。それによって認識を豊かにする新しい流れが作られる。

そこで提起される問題は障害の複雑性にうまく接近することである。そこでは多くの時間－空間的尺度から起こる諸々の現象がわかる。このような意味で，観察者は異なった時間－空間的座標系と近似的であっても，それらを統合するより一般的座標系を検討する必要がある。しかし，どのようにすれ

ばよいか？

　この検討は困難ではあっても，実現不可能ではない。観察者は初期の指示対象からより全体的な構造を思い描き，その後徐々に洗練された厳密な構造へと進む。これを実行するには，科学的モデル化（論理−数学と厳密さで知られている現代技術）を利用することが必要である。科学的モデル化は形式化を引き起こして，精神医学的アプローチに適したモデル化が起こるだろう。特に精神障害の下部構造に関する，新しいデータが得られることになる（図2）。言い換えると，一見精神医学とは無関係な，厳密な専門分野からの座標系を利用すると，次の段階で精神医学の臨床に固有の形式化を引き起こし，続いてそれ自体が新しいモデルを出現させる。

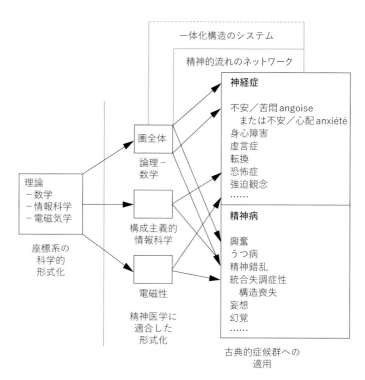

図2　精神医学における科学的座標系の適用方法

当然，操作思考と，その表現や中継の役割をする言語との間のつながりを制御する必要がある。なぜならば，私たちが後で検討するように，それらの形式は同一のものではなく，数多くの差異を示し，さらに時おり，得られたデータの数によって対立を示すこともあるからである。

　続いて，この作業の始まりから必要になるのは，その操作思考と言語をそれぞれの構成とそれらの関係から検討することである。そうすると，それらを構成し結びつけているつながりと，それぞれの役割を明確にして，適切に制御できるが，それは患者にも観察者にも言えることである。この作業によって，新しい座標系が可能とする内容がよりよく納得できるだろう。

第II部
思考と言語

◉概要

　精神障害の下部構造の認識は結局，操作目的の思考と言語によって，隠されているものを探し出し，それからますます進化した知識の様式に助けを求めることになる。

　まず最初に，《操作思考》の意味するところを明確にする必要がある。人間の思考はきわめて広範囲でさまざまな形をとり，考察される精神的組織のさまざまなレベル，構造化の様式，起源，性質，目的，活動する環境との関係において無数の面を示す（たとえば，想像的，詩的，瞑想的思考など）。操作思考に関していえば，何よりもまず，生きた存在を構成し，取り巻いている世界の知識を明確にすることを目指しているが，だからといって思考の深い人間的性質を忘れるわけにはいかない。それゆえ，この思考はその他の面から独立しているのではない。反対に，仮定と理論のために，たとえば，想像力，美学，さらに倫理学からも借りることができる。

　ここで興味深いことは，特に，この操作思考の発展と言語の発展である。言語の発展は，これらの形式化された面を発展させて深める方向に向けるので，それらの面をますます洗練し，新しい知識の方向へ向かう。こうして新しいパラダイムは，最初の産物によって形成された仮説や理論がそのまま現れる可能性がある。これらのパラダイムは，思考の正常な産物や病理学的産物についての新たなデータを発掘する。このことについて，操作思考や言語は，関係する組織レベル，それらの統合，意味，それらを構成するさまざまな要素のつながりによって，臨床的な観点から検討されるだろう。その場合，障害は，研究対象，観察される人間，観察者，採用した座標系の多様な関係と相互間の複雑な産物であるので，それらのさまざまな要因が属しているか，あるいは属していた環境とともに現れる。したがって，それぞれの外見形態からよりも，構成されたつながりからこれらの研究要素に取りかかる方がうまくいく。こうして，思考と言語，さらにこれらの通常の組み合わせが何であるかがよりよく理解できる。

　そうすると，いくつかの疑問が生ずる。これらの作用は，統一されているのか，異なるのか，あるいは変化する可能性があるのか？　観察されたさま

ざまな場合，これらの相互の役割は何か？

　日常生活では普通，操作思考と言語には区別がある。不十分な，誤った，さらに悪意のある，場合によっては本人が知らないことさえも表現して，論理をねじ曲げて表現する言説は数えきれないほどある。ところで，思考と言語の出現の差異は，すでにジャネが指摘した。彼は，知性は言語以前に現れると指摘して，言語の始まりは，《その他のものに類似した知的な行為として》現れることを明らかにした。《(その行為は)，より重要な役割を担い，言葉の面が運動の面にとって代わる時，知性全体を変化させることになる》(33)。

　精神病理学においては，これらの相違は，さらに明確な形で現れる。臨床では，これらの作用が異質であり，対立すると同時に集中することがわかる。多くの例がある。これは，新しい見解ではなく，リュオテJ.-P. LuautéとランペリエールTh. Lempérièreが，マルセL.-V. Marcé (40, 43) についての著作の中で指摘している通りである。実際，マルセは，すでに1863年以来病理学的臨床状態と完全に思慮分別ある記述の間の矛盾について指摘しており，モロー・ド・ツールMoreau de Toursとブリエール・ド・ボワモンBrierre de Boismontの意見と同じだった。同様に，神経障害もまた話し言葉と，読むことあるいは書くこととを分離させることがある。それは，失語症あるいは分離性失書症 (40) で起り，その後にデジェリヌDéjerine，エカンHecaen，モランMorin，ヘンダーソンHendersonらが指摘している問題である。

　このように，臨床では言語と思考の間にさまざまなタイプの対立が観察されるが，それは子ども，成人，老人においても同様である。正常な知的能力に結びついた言語障害のある不全失語症の子どももいる。またベルジU. Bellugi他 (3) とクリストフA. Christophe (16) は逆の場合を記述しており，知的障害のある者が言語を習得する場合，ほとんど正常な能力を持つ場合がある（ウィリアムスWilliams症候群）。成人では，口頭言語のない思考が記述された。初期の認知症の場合，まだ一時的に保持されている言葉を使うことがあるが，思考はすでに変化していて存在する現実に適応してない。

　要するに，私たちは，思考と言語の組み合わされた，統合システムからほど遠いゆえに，それらの関係は先験的には考えられないほど複雑である。適

切な方向に向かって進み，それぞれの結びついた役割を正しく方向づけて明確にするために，これらの二つの形成によるつながりの出現と正常な発達を取り上げ，続いて異なった症候群と疾病単位を形成するために組み合わされる病理学的様態について検討しよう。

第1章
操作思考
直観と理性の関係

　操作思考は，ここでは，構成的精神活動として捉えられる。すなわち，図式的に述べると，直観的で論理的な方法によって感覚的で理性的な様式の上に展開される。それらのアプローチの性質は，複数の内在的つながりの性質に直接結びついている。私たちはまた，複雑な現象の分析的観点から，これらの内在的つながりを強調する。

　直観的なアプローチの仕方は一義的ではない。それらは精神活動のさまざまなレベルと関係があり，純粋に感覚的なものもあれば，合理的で論理的なアプローチと重なり合っているものもある。

　論理的アプローチの仕方は，それらの部分についてさまざまな形で記述されていた。それらの古典的な面で，論理的アプローチは同一性，矛盾律，排中律の概念に基づいているが，しかし，ファジー論理のようにより柔軟性のある論理，あるいはまた，アプローチの中に含まれた包中律 tiers obligé の概念を導入する反対関係論理のようなより多様性のある論理も存在する［訳注：包中律と反対関係論理については（236-238頁）も参照のこと］。

　このように直観と論理的理性は，すべての生体システムに適用され得るが，だからといって人間的な特異性や意識の特異性を忘れることはできない。

1－直観的アプローチ

　その名前が示すとおり，直観はスコラ学派のラテン語 *intuitio* あるいは《熟考する行為》に由来している。それゆえ直観は行動であり，従って運動であり，直観は運動エネルギーを示し，同時にその作用でもあるので，さまざま

な形態を取る。多種多様な思考方法から構成される直観は，感覚的な類推を介して広がる。

　直観は，精神のネットワークの建築学的構造やそれらのさまざまな組織レベルを参照しないと十分に理解されない。なぜならば，それらのアプローチの仕方は，意識的な形態化の前に，可能なさまざまな視点によって生じるからである。これらのアプローチは，ポテンシャル・エネルギーの産物（理解すべき内的あるいは外的対象と瞬間的に共鳴する），そして統合されたフィードバック（逆向前向）による多様なエネルギー回路の産物であり，ほとんど不明確な境界付近に異なった形態で姿を現すので，観察者をかなり曖昧な記述的態度にさせる。これらのアプローチは，情報を保持する多様な受容体から起こり，続いて感性門から直接に生まれ，最初の直観的形態ですでに現れている。その初期の直観は，理性門ともつれてすぐに変形して，システムの建築学的構造との関係によって他の形態を取る。それゆえ，直観は一枚岩でもなく，しっかり定義された持続的状態でもない。それは，さまざまに変わり得る組織を通じて表されるので，まず自己中心的である。

　精神医学では，臨床医は取り組んでいる現象を，内的な感覚的知識と論理的知識の交互の往来の中でよりよく理解できる。それゆえ，直観によって明らかになるその複雑性は，直観によって説明される外的世界の事実だけではなく，またそれを理解するように予め仕向けられている主体の内的世界の複雑性でもある。

　このように，かなり曖昧な全体的名称である直観は，実際は，明らかに力動的な建築学的構造全体の産物である。これは，その深い性質を理解するには確かに，より掘り下げた分析を必要とする。

　いずれにせよ，直観は一度明示された感覚的な思考の道具に還元されるものではない。意識領域に侵入してくるにつれて明確になり，対象，出来事あるいは状況に関する経験的データを表示させる体験の流れである。このことは，適切な論理により導かれて制御されさえすれば，精神障害の下部構造の認識についても同じであろう。

a）特徴

外部から見ると，直観は通常，著しく感覚的で，情動的で，感情的で，審美的，さらには倫理的な次元での精神的行動と考えられる。通常の意味では，辞書には《直接的にも間接的にも，推論に頼らない知識の一形態。検証することのできないもの，まだ認知できないものに関する多かれ少なかれ正確な感情》（ル・ロベール辞典）とある。ベルグソン H. Bergson は，さらに，それを持続の中に位置づけたが，その一方，分析は不動のものについて働くことを強調した。

確かに，今指摘したように，たとえ直観が理性的なアプローチと区別されるべきであるとしても，完全に分離するわけにはいくまい。その特異性を否定することなく，直観は推論にもかかわってくるし，推論と結合するし，しばしば推論に先立って，方向づけさえする。このように，科学的で数学的知識は，しばしば直観を拠り所として，それらのデータを形式化し，結局直観と論理的な理性の出会いの結果を明らかにする。ポワンカレ H. Poincaré はすでに，抽象的な推論や数学的な発見における直観の役割を強調した。ブルワー L. Brouwer は，彼の立場から直観的論理について述べていた。それゆえ，それによる自然の特性，性質や作用の場は何であるのかを検討する必要がある。

——**体験的現象**として，直観は，内的知覚，感覚，ベルグソンによれば《共感》として感じられ，その共感により，その人は対象の中に身を移して，その唯一のもの，説明しがたいものと一致させる。論理とは異なり，直観は，内的であれ外的であれ，特定の検討の場に結びつけることはできないだろう。なぜならば，直観は最初から全体的なものであり，その親密性において，さらにその全体性において対象と一緒に進行しているからである。直観は意に反して，その人にほとんど知らない間に噴出してくる。それゆえ，直観は一つの統合運動であると同時にその結果でもある。

しかしながら，直観は，精神的組織化のさまざまなレベルに対応する，さまざまな体験の場に関係する可能性がある。その結果，直観は，関連する分野により全体として，感覚的直観，知的直観，形而上学的直観として定義さ

れる。したがって，直観は体験のさまざまな力動に訴えかける。

直観のさまざまな形態

　その全体的体験の特徴によって，感覚の支配的なアプローチの結実である直観は，今検討したように，輪郭のはっきりした同一的な現象ではなく，連続的な接触によりアプローチされるものである。しかしながら，この直観は，いくつかの支配的な面がある。このように，さまざまなタイプの直観は，取り上げられる動的形成の様態によって規定される。

　古典的直観は，特に感覚的な次元にとどまり，場合によってはやや魔術的な形を取ることさえあり，この事実は多くの人たちに信用されなかった。前提となる定義によれば，それは直接的に感じられた知識であり，推論を無視するもので，主体が信じたいと思う真実の感情に委ねられ，精神生活のさまざまな場に及ぶことがある。

　先験的に直観を排除することなく，そして新しい思考をもたらすことのある関心がどうであれ，この最初の直観の形態は，それを活用する人にいかなる保証も与えないことは認めざるを得ない。その理由は簡単である。ミラー・ニューロンの本当らしい役割にもかかわらず，主体の経験はいかなるものであれ，個人，検討の対象とその環境の間に突然現れる感覚的かつ類推的な反響の可能性は不確かである。それらの可能性は，構成された動きの世界に出現するが，それに対して，関連する検討の対象はすでに構成されている世界に属している。それゆえ，知るべき現象を前にして，人間の精神は，感覚的で類推的な反響だけでなく，また精神を思考の動きとその言説に調和させようと強いる合理的行動でもある。

　したがって，この直観的な形態は，感覚的，情動的，審美的，さらには倫理的および神秘的な活動のための受け入れ可能な知識の一つの方法にすぎず，正確で確実な知識の活動では受け入れられるとは限らない。しかしながら，直観は，その人が自分の内に抱き，直面する対象の中に再発見できる，全体的な調和を予感させる感情を活用できる。したがって，この直観の形態は，以下のような完全に受け入れ可能な正常な感情に関係する。すなわち，すべ

ての人が同胞に対して抱く感情（たとえば，同情あるいは直接の嫌悪，恋愛の《一目ぼれ》など），審美的な嗜好（絵画を見た時あるいは音楽を聴いた時の，突如とした霊感あるいは深い直接の反響の特別な瞬間），自然の超越的な様態で体験される例外的な直観的経験（個人が自然と直接のコミュニケーションを感ずる大洋のような感情），さらには超自然（精神的な霊感のような）に関係している。しかし，それらの直観の価値は，しばしば他の介入する事項によって反対されることがあるかもしれない。もっとも，最初に主体が優位なものと確信した結果が，ここで同じ主体によって非難され拒絶されるのである。

二次性直観は，バシュラールG. Bachelardが引用しているように，感覚的な反響に基づいているが，これは，それらの均衡を保つために〔精神システムに自然なフィードバック（逆向前向）の回路により〕，すでに反省性が介入する多様な可能性の幅広いネットワークに属している。したがって，最初の感覚的直観は，時おり本人の知らない間に介入することのある理性的力動により調整される。これらの形態は習慣的なもので，時には驚くべき仕方で見つかる場合もある。それは，半睡状態での覚醒時に発見される解決策と比べることができる。つまり主体の精神を捉えている問題に答えるもので，それらのイマージュあるいは観念は，その人が状況によって課されるさまざまな色合いを伴った十全な覚醒と理性的な思考を取り戻すやいなや，すぐにぼやけていく傾向がある。しかるにこれは，それらを神の賜物と考えた古い神秘思考とも無関係ではない。

知的と呼ばれる直観は，直観のもう一つのプロセスであるが，推論によりさらに直接的に方向づけられる。これは，予測的な特徴を持つことがある。その場合，知的直観は，それまで逃れていた長い推論の結実として知的な反響の感じられる様式で出現する。これは数学的な推論で観察されるように，潜在的推論の統合に加わることさえもあり得る。

超越的直観は，審美的経験や精神的確信にとっても意味がある。そこでは自然の調和を感じ取る直観が社会文化的な教育的復活，さらには合理的アプローチと結びついて出現することがある。これらの流れが結合して，精神的

ポテンシャル・エネルギーの塊を不意に出現させ，その個人にとっては，自然，超自然さらには魔力を通じてのみ知られる領域で，表象の存在あるいは理想化の確信の存在を認めさせる。

形成と出現の様態

　直観がみられるのは，その人の存在の経験から生まれ，その環境にも依存している。それゆえ直観は，与えられた情報を収集する無数のセンサーからのエネルギーの流れの複雑なプロセスを表しているが，このプロセスは観察者にとっても，またその直観を生きている当人にとっても，必ずしも明確なものではない。最初から非言語的に体験される現象は，その人の意識していない思考の中に生じ，次第に表象の形を取る。これらの表象は批判的な推論に委ねることもできるが，体験される現象は意志で制御できない。このように直観は，活性化する状況，反響，類似，類推といった機会があれば，思いがけない仕方で出現する。直観は，外部からは捉えがたいので主体に押し入るが，主体がそれを捉えようとすれば，その直観をまとめて名前をつけざるを得ない。それによって，直観は，内省的な検討，あるいは少なくとも包中律 tiers inclus の論理に訴えるように促す。

　その場合，発展として二つの道が可能である。一つは，明らかに感覚的な秩序であり，それに恵まれた人は，リスクの媒介物である類似性と類推で我慢することになる。その結果，しばしば，理性によって訂正しなくてはならない誤謬が生まれる。より統合的なもう一つは，この新しい流れの力動を一定方向に導くことである。つまり，類推により強い合流を示す，あるいは多様な論理的なアプローチによって，感覚的経験から思慮深い体験へ，あるいはその反対へと連続的に送り返して，十分に安定した特性を理解しようとすることである。このように，直観は，ネットワークを通じて，本能的レベルから知性的レベル，さらには流れの超越性と包摂にいたる，すべての精神的組織から生じる。そのことを理解するには，出現の様態を検討するだけで十分である。

　すべての人は，本能的な欲動，脳と精神的エネルギーの流れ，感覚，知覚，

自分の中に蓄積された記憶の痕跡，感情的共鳴，情動に依存している。これらの体験された情報は，それら同士で環になった回路で，かなり混沌としたフラクタルな仕方で組織されることになる。これらの情報は，さまざまな時間で混じり合うが，エネルギーの力動に従って，偶然に委ねられた無秩序な仕方でうまく組織される。このように，これらの情報が，顕著な結果なしに堆積するか，あるいは反対に，多次元性の中で一つの要因から別の要因に移行する。すなわち多次元性は，主体にとってより漠然と感じられるプロセスのようなものであるが，まだ定義して言語的に表現できないものである。私たちが識別してきたのは，通常の**感覚的直観の流れ**である。

しかし，多少とも組織されていると感じられる流れは，自動化されたレベルで，それから反省を経た仕方で，さらに拡散する可能性があるので，フィードバック（前向逆向）の環に加わりながら最初の流れを加工するのに寄与する。これが**二次性直観の力動**である。

さらにその他の解釈が自然に心に浮かんできて，直観のさまざまな形態の構成を表す。こうして，この流れが知的なレベルに到達する時，その知的レベル自体が自動性，記憶の痕跡や形成中のあるいはすでに獲得された推論の助けを得て練り上げられる。その進展はより抽象的な形で続けられていると考えられる。このように，この螺旋形のタイプの運動は，すでに形成された表象，そしてもう一つの形成中の表象を支えにしており，それは，抽象化にかかわる上昇的なフィードバック（前向逆向）の力動的作用による。この流れは，たとえば，数学的な《行為》に固有の，新しい構築に到達し，ますます厳密な推論に引き込む。

そして，この流れが外延的合理的仕方で進み，存在の自然な超越に加わる時，審美的で倫理的領域に関連する思考の場に到達する。ここで出現するのは，**芸術的霊感，精神的霊感**であり，それらが，偉大な創作家の作品の中に神聖な力の介入をもたらしたりするように仕向けたり，個人的な精神的参加を引き起こしたのであった。

b）臨床的直観

　臨床的直観は，状況に応じて変化するこれらの形態の適用である。これは，同時に構想中の運動と形態として，あるいは事前に定義された多様なタイプを借りて体験的にもたらされた形態として解釈できる。いずれの方法でも，この臨床的直観は，患者との間の十分な感情移入を前提とする。それは，観察者の内に突然起こってくるポテンシャル・エネルギーを示し，均質化し，さまざまな形態をもたらし，対象と一致させてその本性に入り込んでよりよく把握させる。

　日常の臨床では，観察者はしばしば自分の直観に従う。臨床医は《本能的に》，自分の《臭覚》，直接的な確信に至るが，それが検討対象の現実に対応していないことがわかると，修正するかあるいは付随的に放棄する。実際，長い間に習得した臨床上の実践に照合して，内的あるいは外的な刺激に比べることで，その直観が得られるので，臨床医はそのおかげで診断さらには治療に役立つことになる。かつて，ミンコフスキー E. Minkowski が述べたように，多くの臨床医には《洞察による診断》が存在する。これは，患者に出会うとすぐ固有の特徴から素早く行われる診断であり，観察された障害の詳細な分析，あるいは診断基準にある陽性と陰性の項目を完全に寄せ集める前に行われる。長い間の臨床に結びついている情報と不変を直観的に把握することによって，それらのアプローチは，**経験に基づいて**しばしば正当化される。ところで，しばしば分析的診断は観察者を確信させる合理性を求めるが，追い求める目標とは反対の，矛盾する事実があり，必ずしもその有効性を保証できない場合がある。一方，直観はその有効性を保証できないものにその誤りを予感させる助けとなることもある。また不幸にも，不十分にあるいは誤って制御された直観に満足すると，評価の間違いに至る。この間違いはお互いに誤解を招き，観察者同士あるいは観察者と患者の間のコミュニケーションが困難になるだけなので，この間違いは合理的に修正すべきであろう。しばしば臨床医は，臨床経験の成果である直観的な評価と，十分に考慮した行動を一致させて，明確にするのが難しい症例でも積極的に働きかけることができる。

c）合理的アプローチとの出会い

　このようにして直観的なプロセスは，直観のさまざまな形態に到達する。それらの構造化はそれ自体，相乗作用と《アクテアクション actéactions》(41)［訳注：力の動力学であると同時にその結果である最後の行為に関連している。この用語は，深いエネルギーの動力学とその結果の活動の結合による作用を示している。すべての有効なエネルギーは決定された行為となる以前に運動している］を伴ったリュパスコ S. Lupascoの《エネルギーの論理》の構造化を想起させる。こうして，直観的なプロセスとそこから生じる形態がどのように合理的なプロセスに統合されて，認識の精神的力動を構成する仕方をよく検討することができる。

　直観的なアプローチは，検討対象や関係するさまざまな観察者によって，多少とも不安定な仕方で，論理的なアプローチにつながり，結合し，組み合わせることができる。それらの通常の思考様式と考えられる再結合により，大なり小なり有効な，大なり小なり厳密なあるいは感覚的な，多少とも還元的なあるいは開かれた転写が可能になるが，それは観察者によって，感知される感覚的類推と，理解される同一性によって作られる，知識のプロセスの建築学的構造によって異なる。最終的には，感じられる類似性の統合，見かけ上の類似と同一性の統合によって，観察者は認識のアプローチを作り上げ，認識のネットワークを創造する。そこから直観と論理の再統合のモデルが検討されることになる。

　つまり，精神医学での直観の利用は，認識のあらゆるレベルに介入するが，しかしそれは，その直観がさまざまな体験か，あるいはいったん形成されたデータから検討されるかによって異なる形を取る。

　前者の場合，この直観は，向かい合って感じられた多様な力の調和のとれた均衡を考慮した知覚によって展開されるという利点がある。これは，システムのフィードバック（前向逆向）の事実の推定的予測を意味し，精神機能の誤謬の中に介入する調和の崩壊が起きないようにするためである。後者の場合，直観は，誤りやあまりに大雑把な近似を避けるために，使用される論理の反省的批判的態度を必要とする。

　全体的調和を前提とする学際的展望において，得られた直観的データは，

それが精神的機能の総合的均衡に対応する限り，より真実に近いものであり得る。これは，観察者にとってある意味では，自分が操作しているデータの調和のとれた予測を規律として，自らに課すことである。断絶が確認されるたびに，これらの感覚的，情動−感情的，あるいは知的な統合を疑ってかかるべきである。反対に，均質な状況という感じを抱いた場合は，そのアプローチをさらに進めることが可能であろう。だからといってすべての誤謬の原因が取り除かれるわけではなく，その人は常に論理的アプローチを考慮し，その歩みを確固としたものにするかあるいは修正する必要がある。

いずれにせよ，この学際的な方向づけは，論理的アプローチによって制御される類推の場が拡大される限り有用であろう。

2−合理的方法

合理的接近法に従えば，思考のアプローチはもはや感覚的な体験に直接向けられるのではなく，知的領域の同一性に導くことのできる抽象[7]から生まれる概念的表象に向けられる。

そこから生まれるのが，体験との差異，推論とともに導入される差異である。このように，古典的な論理に固有の同一性の概念は，だからといって観察可能な体験全体に応じるわけではない。したがって，この概念は推論に感覚的な類推が導入されることになる。このことはまた，病理学によって論理的アプローチが混乱する患者についていえると同時に，それらの検討対象に適応される論理を考慮すべき観察者についてもいえることである。

---

[7] 一般的に，抽象化は，《別途に考察するために，対象から一つの要素，一つの特徴を分離する》精神的活動であり，還元的であることは明らかである。抽象化は，より明確に，研究対象の現象の変化か一つの特性を不意に浮かび上がらせることでもある。また抽象化にはいくつかの形態が存在する。第一の形態は，感覚的類似性の関連づけやいくつもの対象の精神的表象の比較から生まれるもの。もう一つは，数学的なもので，対象の表象を表現する類推的思考の関連づけから生まれるもの。最後は，隠喩的なもので，体験されイマージュから成り立つ表象と以前の知覚の表象から生まれるものである（46）。

a）論理的接近の指標

　体験されるさまざまな現象がそれらの同一性に還元できないとすれば，それらの構造化，統合，連鎖の可能で正確な認識は，それでも，感覚的解釈の誤りを避けるために，論理的な仕方で分析し秩序づけることが大事である。この意味で，実際には同一ではない現象の見かけの類似性に基盤を置くよりも，体験され観察される障害の現実の差異と対立を論理的に評価する方がよい。この意味で，もし精神障害の基底要因を理解したいのであれば，反対関係論理と呼ばれる，差異と対立に向けての論理的接近が適切なことは明らかである。

　観察者にとって思考の型となるさまざまな座標系と論理に関して，それらはまたきわめて直接的に感知できるものから隠ぺいされたものにいたるまでの形態に答えるものでなくてはならない。それゆえ，それらの形態は，まずそれらを構成する機能全体に対応し，次にそれらの機能とつながりの内的な配置，そして最後に内的な力動特性の性質に対応している。したがって，学際的な視点では，しっかり確立された理論の概念的枠組みに頼るとよい。このように，私たちは，集合論，圏論，そして最後に人為的で進展的システムの情報科学的モデル化から着想が得られる。

　それらの手段は，症候群や疾病単位あるいはプロセス，さらには最終的に基準を利用して理解される，精神障害の外見上の形態の範囲内で，エネルギーと情報の流れが存在しているという事実に基づいている。すなわち，エネルギーと情報の流れは，一方でバーチャルに検討が可能である。これらの流れは，その人自身のシステムから生まれると同様に，家族的，社会的，文化的な環境からも生じる。それらは，類似した力または対立する力に従っており，多数のネットワーク，局部的および全体的フィードバック（前向逆向）の環の対象を構成する。これらの環が，相互に出会い統合されながら，精神システムの制御障害を引き起こす病理学的緊張に支配される力動的構造を出現させる。これらの制御障害は，伝統的精神医学によれば個々の障害につながり，見かけ上多様な形態を取るが，また明らかに相違している場合もある。

　このようにして，特別な論理と障害の下部構造にかかわる知識レベルと両

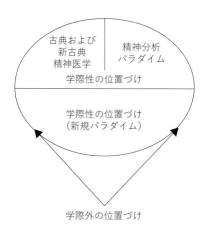

図3　専門分野における三つの観点

立し得る方法論的基準を基礎とする新しいパラダイムが確立される。

　ここで強調したいのは，既存の認識様式のアプローチを排除することではない。問題は，精神障害の内的な合理的なビジョンを展開することでそれらの見かけの形態のものを補足するのである。目的は，**神経精神の基盤に固有の法則を探求し，精神的機能障害の恒常性と同時に，その可変性を説明できるエネルギーの流れの段階的形態化を行うことである**。しかしながら，加えて満足できる補足が必要である。

　すなわち，ウイオン P. Houillon が指摘するように，内的，外的視点，学際的な観点を一つにまとめる必要がある。そこでその点で，この新たなパラダイムが役立つことは確かである。というのも，このパラダイムは，専門分野の歴史に沿った連続的観点を考慮することからなる学際性に統合されるからである。このパラダイムはまた直接学際性に基盤を置いており，それによって専門分野のデータを他の専門分野の知見と照らし合わせて，調整し，調和させ，豊かにすることができる。最後にこのパラダイムは，研究を継続する上で役立つ可能なさまざまなパラダイムを，実践的な観点から検討することにより，学際外への展望を拡大ができる（図3）。

　したがって，これらの観点の一つだけに満足するだけでは不十分である。

なぜならば，一つのアプローチを他に比べて優先することになるからである。これらの観点はすべて相補的なものであり，すべてが人間の思考から来るものであり，それらの機能不全に対する問いかけである。それゆえ，排他的態度は，傲慢で無益な肯定へと導くだけだろう。ここで考えられる新しいパラダイムは，反対関係論理を援用することにより全体的観点に統合され得るのである。この論理により，見かけ上の形態だけでなく，精神障害の内的構造にも取り組むことができる。他の専門分野の寄与が全面的にもたらされるからである。

b）新たな観点

精神障害を取り上げるには，見かけの形態だけで満足するのでは十分ではない。また，隠れた力動と構造化の様態をその周辺から検討する必要もある。

このためには可能な二つの方針がある。すなわち，一つは類推が優先するもの，他方はきわめて論理的領域のものである。いずれにせよ，三つの論理的結果が続く。すなわち，障害の隠れた構造の存在を明らかにすること。つまり，それらの形成，方向づけ，統合化を明確にすること。場合によってそれらの起源を探し出すこと。

精神障害の隠れた力動を研究することは，確かにそれ自体新しい目標ではない。19世紀の終わり以来，精神病理学はさまざまな方向から研究された。ジャネは，客観的な観点と古典的な方法を採用した (31-33)。ブロイアーJ. Breuerは催眠と《談話療法》を用いた。フロイトは，精神分析と感覚的類推の合流によって後に続き，無意識の現象，転移，夢の研究を行った (22)。このように，より主観的で解釈的な後の二つの観点は，精神システムの変容した側面と言語に基盤を置いていた。しかし，そのいずれも完全に満足のいくものではなかった。思考の認識は催眠状態から生まれる認識に還元できないし，睡眠時に出現する夢幻表象にも，また無意識の本能−情動的動きだけにも還元できるものではない。これらの貢献は常に現在性を持っており，現実的なものではあるが，たとえ反駁できない一定のデータを提示したとしても，**精神分析は，それだけでは，精神障害の内的構造化のすべての認識を引き受**

けることはできない。

　他方，精神医学では論理的合理的な方法は，必ずしも十分に展開されなかった。ところが，構造的仮定を受け入れるためには，臨床的現実と十分な整合性をもち適合したアプローチをする必要があるが，それは観察される障害において，あるいは使用される言語においても，十分な厳密さなしには実現しない。そして，たとえ精神障害が，論理的なアプローチだけに還元できないとはいえ，どんなものであれ，常にこの専門分野での認識を確認するにはこのアプローチが必要である。そうでなければ，不確かな評価の結果をすべて受け入れることになる。このためには，同一性，同一律，排中律の原理に基盤を置く古典的な従来のアプローチは──「イエス」か「ノー」の方法を利用するが──検討される障害の性質については不完全な結果しかもたらさないとしても，依然として利点を持っている。しかしそれは，障害の下部構造を明らかにしようとする場合，まだあまり有効ではない。なぜならば，それらの対象が未知であり，先験的には捉えられないからである。この意味では，否定の古典的原理は，後段で取り上げるように，それ自身も含んでいる対立するより力の強い原理で代替する方が有利である。したがって，これは新しいタイプの論理を利用することになり，障害の隠れた決定論により深く入り込める。

c）使用するアプローチ

　それゆえ，これらの類似性，差異，対立を表現するために使用されるアプローチは，類推の多様性と存在する多岐にわたる論理によってさまざまである。

　類推はとにかく多様である。すなわち，現象の性質に関係する強い類推と，それを表現する言語あるいは表象に関係するより弱い類推があるが，前者はしばしば人間科学で同一性の役目をする。ところで，収束する強い類推の束は同一性を目指すが，それに達することはできない，ということは容易に理解できる。それは，臨床において，主観的な領域で体験された現象の場合で，同一性はしばしば純粋にバーチャルである。二つの現象間で感知されたり観察される強い類推は，確かに見かけでは同一性を思い起こさせるが，実際に

は，感覚的表象やそれを表現する言語からいえばかなり不確かである。それゆえ，論理的なアプローチによってそれらを確かめる必要がある。ところで，私たちはグリズJ. B. Grizeとともに，類推と論理に隠された共通の起源の存在を指摘したが (62)，これは，見かけ上異なったり，対立したりする現象を相互に補うことができる。

論理的アプローチは，これらの現象をより明確にすることを目指しているが，論理的アプローチの間にも相違がある (56)。この点に関して，図式的に言えば，グリズとともに形態の論理と内容の論理を区別することができる (25)。しかし形態の論理は同一性を引き立たせるが，体験には適応されない。間違いの原因となるからである。なぜならこれらの体験は単なる論理に還元できないからである。内容の論理は特に，検討現象の意味論的解釈ができる類推を引き立たせる。しかし，同一の形態がさまざまな意味内容を持ち得るし，同じ意味内容でも異なった形態を取り得る。その結果，それら二つのタイプのアプローチを結びつけることが必要となる。こうしてグリズは，《自然論理》(25)の有用性を示した。これは一連の図式化によって，思考の類推的発展を続けながら，純粋に論理的なアプローチによりそれらを制御することもある。しかしこの論理もまた，グリズが強調するように，複数の推論的連続性が自動化されるにすぎず，還元されすぎる連続性，あるいは不確かすぎる類推にかかわっている場合に，さまざまな間違いの原因となる。

このように，観察者の位置するレベルによって，得られたデータを相対化しなくてはならない。たとえば，もし観察者が知的なレベルにあるとすれば，作成された同一性は実際，バーチャルにすぎず，多かれ少なかれ強くかつ収束する類推を内に含んでいることに気がつく。もし観察者がより感覚的なレベルに位置する場合，必然的にそれらの差異を考慮することなく，その類推を同一性と取り間違える可能性がある。そうすると，解釈の間違いが突然発生することがある。それは次のような場合，つまり患者が体験される性質の異なった現象を同一視する時，それが現実との関係で不安定な状態になる場合である。これは観察者にとっても同じケースかもしれない。たとえば，通常の論理的アプローチが示すように，症状，症候群あるいは目に見える実体

について強い類似性をバーチャルな同一性と取り違える時である。この態度は特に，DSMの陽性と陰性の項目に基づく観察において見られる。その場合，検討する現象と観察レベルの深い力動的な性質が考慮されていないために，診断と治療に誤った態度が生まれることになる。たとえば私たちは日常的な実践において，統合失調症と思われたものが，実際は非定型躁－うつ精神病であったという例をあげることができる。

それゆえ，これらの状況からはっきりわかることは，障害の深い力動の差異，それらを区分するニュアンスや場合によっては矛盾を検出するために，その論理を，反対論理のような別のより広い差別的な論理的方法の中に含めることである。**したがって，反対原理，矛盾関係，包中律原理 (49) を利用する推論によって，障害の見かけ上の対立をさらに良く分析できる。**このように，反対関係論理は，それらを構成する流れの内的な機能不全を検討するように仕向けながら，精神障害のより深い認識へと少しずつ進んでいくことが明らかになる。

複雑な現象の論理的な研究は，それゆえ構造化の中にあるさまざまなかかわりの程度を考慮しながら，類似したり対立したりするさまざまな構成要素を識別できるようにすべきである。このように目的は，客観化可能な時空の中でさまざまな構成要素（排中律論理）や，また構成要素（包中律論理）の時間・空間内でのかかわり方の程度を明確にすることである。このようなデータによって，検討する障害の，見かけの形態と根底にある構造化をよりよく理解することが可能になる。

このように，この論理は暗黙のうちに根底にあるポテンシャルおよび運動エネルギーの存在を考慮することになる。それによって，この論理は，現象の構造化自体の中に時間性を導入し，さらには，その内部での往復の動きを導入する。したがって，この論理は，拡散されたポテンシャル・エネルギーの同質化の可能性を示し，また逆に極性のエネルギーの異質化の可能性も示す。この論理は，研究する現象の異なった面，反対関係あるいは矛盾関係の面を強調することになる。こうして，観察者は考慮される組織の多様なレベルや関連するエネルギーの潜在性の強度に従って，それらを分析することが

可能となる。そうすると，観察者は，（正常なあるいは病理学的）身体的領域あるいは精神的領域であろうと，このような論理の適用領域を変化させることによって，現象のより本質的な認識を進めることが可能になる。

この包中律の論理は，リュパスコが量子物理学 (41) で練り上げ，ニコレスク B. Nicolescu (74) が再び取り上げた。私たち自身もまた，精神医学の臨床からも言及した (49, 53)。このような論理は，観察する現象の未知の基盤を明らかにすることを目指している。したがってこの論理によってたとえ反対でも，それらの内的力動構造の研究を可能にする。これにより論理はより繊細な意味論に到達する。

3－反対関係論理

この論理を図式化するために，ブランシェ R. Blanché は，ニコラ F. Nicolas (71) が指摘するように，六角形のモデル (5) を作成した。

a）六角形の論理

この図は，アリストテレスの正方形論理に続く（図4a），数々の論理的な対立を表している（図4b）。この図はそれを拡張したものである。なぜならば，この正方形では，複雑なシステムの認識を掘り下げるには十分ではないからである。

事実対立は，もはや「イエス」と「ノー」だけでは表現できないが，部分的に陽性や陰性の側面でも現れる。それは，より繊細な外部と内部の質と量の両方の視点から対象の現象を表現できる。これは中でも，見かけ上のさまざまな形態の再構成を可能にし，構成上の流れをさまざまに組み合わせて示すことができるので，全体および特有の命題の関係を明らかにする。

その上，ニコラ (71) が強調するように，この六角形により，以下の接続詞で表現される三つの異なるタイプの総合を可能にする。すなわち，**そして**（連合），**それゆえ**（連結），**または**（分離）であり，これらの総和と積のかかわり合いにより有機的に構成することが可能になる。ここで同一性の原理は，

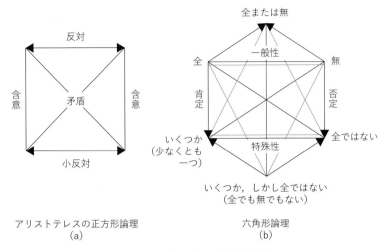

図 4 正方形論理と六角形論理

差異の原理により置き換えられる。非対立の原理は制約否定の原理により矛盾のないものに置き換えられる。検討対象はすべてその反対のものから構成されなくてはならない。排中律の原理は包中律の原理で置き換えられる。すべての用語は第一否定以外の用語で構成されなくてはならない。この六角形モデルが示すのは，存在論的領域から得られ，論理的仕方で明確にされた決定が，現象学的な結果をもたらすことである。このモデルは，反対関係，小反対関係，特殊命題あるいは矛盾関係であり得る，隣接するか対立する現象を外見上区別できる諸要因を特に考慮に入れるという結果に導く[8]。

最後に，このモデルは，多数の研究対象，つまりこのような論理を介して得られるさまざまな認識を決定する性質に対応できることを指摘しておこう。中でもこれは，ベジオーY. Beziau (4) とニコラ (71) により，音楽の作曲のような思わぬ分野に適用されたのであった。

---

[8] 思い出していただきたいのは次のことである。反対関係は，単に質的な観点からだけで対立する二つの普遍的特性のこと。小反対関係は，単に質だけで対立する二つの特有の命題のこと。特殊命題は，量により異なる二つの命題。矛盾関係は，量的かつ質的に同時に対立する二つの命題である。

b）精神医学分野への移し替え

　臨床は，これらの原理を精神医学的アプローチに移し替えできることを示している。すなわち，反対関係論理は，体験されたり，それらに関する明白な同一性の欠如する精神障害の複雑性に照らして，興味深いように思える（同一性は「はい」あるいは「いいえ」へと仕向ける）。とりわけこの論理は，質的あるいは量的な様態で，普遍的な現象と特異な現象との間で，異なったそして対立する関係の動的な性質を考慮に入れる。

　この六角形モデルを精神障害のさまざまな面と特性に適用すると，それらの構造化[9]に含まれる要素を容易に解釈することができるようになる（図5）。

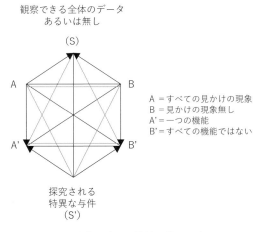

図5　六角形論理の精神医学への適用

---

[9] ここでは六角形の頂点（S）は，同じ現象に関係のあるすべての見かけの状況を示すか，あるいはその同じ現象の特性が現れない場合は無い。（A）は現象の知覚可能なすべての特性を表現し，（B）はその不在を表すが，すべてではない。（S'）は，同じ現象の構成に組み込まれるいくつかの特性あるいは質に関係する極を示す。（A'）はこのように，この座標系と関連して（A）の下にある力動的特性の少なくとも一つを示す。そして（B'）は特性をまったく示さない。

　この図ではこのように，包中律の論理は排中律の論理と対になることになる。特性の追跡は，最初は限られているが，この包中律から借用した深まりのおかげで，探求するに従って徐々に展開され，それによりこの論理的操作の重要性が強調される。

障害の複雑性，その揺動と変容を前にして，それらは，潜在的な根底にある力動の偶発的差異や対立から検討される[10]。

このようにして，反対関係の分析から得られたデータの増殖により，障害の最初の構造的表象が得られる。

c) 意味論への道

もちろん，得られたモデルは研究対象の障害と同一ではない。その障害をよりよく理解し，一つの意味を与えるには，さらに掘り下げた質的かつ量的な分析を必要とする。

したがって，一見同じ型の障害についての**質的分析**によって，さまざまな一般的な支配的な特性，場合によっては相補的でありながら対立する特性を表現することができる。そうすればこれらの分析は，気分，神経系の運動性，観念的な構造にとって重要である。……質的分析はまた，これらの構造の間での，そしてそれぞれの内部での質的な対立を含んでいる。その場合それらが関係するのは，気分（陽気さ／悲しみ，関与／無関心……），運動的力動（加速／減速，失調／失行／カタレプシー／緊張病……の有無），病理学的構造化の様態（転換／恐怖症／強迫観念，システム化された／分裂性妄想……）などである。

最初の質的な一般的データが獲得されると，障害のバーチャルな表象と，臨床的にはっきり見える現実との間で観察される相違と対立が，ますます細かい分析へと向かわせる。それらは，仮定的な包中律から関係するシステムの建築学的構造でさらに洗練される。この包中律原理は，異なった特性，さらに対立する諸々の特性に対する操作に適用され，最終的に意味論に行きつくことになる[11]（図6）。

このように観察者は，検討対象の現象の深い性質の中に徐々に入り込んで

---

[10] ニコラが述べているように，論理的否定の三つの様式がこの図に示されている点に留意されたい。ここで問題は，(S) と (S')，(A) と (B')，(B) と (A') の間の矛盾の古典的な否定，そして要因 (A) と (B)，(A) と (S')，(B) と (S') を検討する時の反対関係の直観論的否定，そして小反対関係 (S) と (A')，(S) と (B')，(A') と (B') の小反対関係における準矛盾性否定である。

第1章 操作思考　65

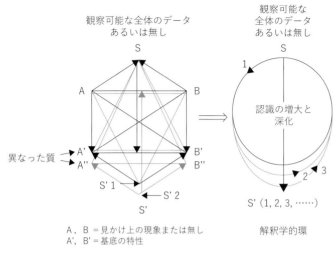

図6　意味論の洗練

いき，ガダメール H. G. Gadamer [12] の解釈学的サークルに近づいていく。観察者が，研究対象の障害の現実と十分な一致を見ない場合は，可能な新しい包中律を使って，新たなデータを掘り起こすことができる。

　量的分析に関しては，これらのデータをさらに明確にするのに役立つ。その場合観察者は，根底にある特性を明確にすることになる。すなわち，頻度，強度……さらには作られた差異と対立を理解するように導かれる。

---

[11] (A') と (B') の根底にある特性の探求が行われるのは，(S'_1) と対になって進む，包含的包中律からである。この操作は，これにより，解釈学的価値 (S, A', B') を有する最初の回路を形成する原因となる。この同じタイプに対する観察の再開は，事前のデータを練り上げることを目的とするが，また包中律の原理を援用して別の特性を目指す (S'_2)。この特性は (A') に適用されて，新たな回路 (S', A'', B'') を形成し，新しい解釈学的環を実現する，という具合に進んでいく。
[12] ガダメール H. G. Gadamer は，最初の認識は，新しい歴史的条件の下で，真実の隠された部分を絶えず暴露すると評価している。《解釈学的哲学》，PUF, Paris, 1996.

d) 臨床での適用

　考慮される研究場は，検討される構成要素の性質によりはっきり異なるが，それでも同じ一つのアプローチでもそれらを関係づけることができる。こうして，異なったさまざまな専門分野の間に橋を架けることができるが，しかしそれは，組織を破壊し有害な危険のある主観性から離れた，十分に厳密なアプローチによって確立されなくてはならない。その時，反対関係論理の重要性は，最も特異な分野だけでなく最も一般的な認識の場にも適用できることである。またこの論理が関係してくるのは，その他の専門分野の中での精神医学の位置，それを形成するさまざまな流れ，それによってもたらされる疾病分類学，検討対象の諸々の障害の特性とそれらの構成要素，それぞれの人に最も特有なものまで利用できる全体的治療である。

　一般的には，反対関係論理は，一見して対立するが相補的な異なった二つの要因から起こる問題の解決を可能にするが，場合によっては，反対関係の有益な結びつきを実現することもある。しかしながらそれらの要因は，独立したまま変わり得るものであり，あるいは場合によっては相互に生み出されることもあるが，例外はもちろん，この結びつきが無意味で特に不都合であるかもしれない矛盾関係の状況においてである。したがって，この論理は次のことを示している。二つの対立する観点を利用することは観察のレベルの変更を意味し，さまざまな見かけの障害を構成する力動をさらに良く理解できることになる。いくつかの例を引いてその実りの豊かさを示そう。

その他の専門分野のただ中での精神医学

　一般的な認識の問題を前にして，さまざまな専門分野のただ中での精神医学的知識の位置づけをまず検討しなくてはならない。

　排中律の原理に基づく古典的なアプローチは当然，さまざまな専門分野の間の見かけの差異と対立を強調した。そこでこの方法はその他の専門分野と比較して，その異なった面あるいは反対の面を強調しながら精神医学を独立させることができた。それが達成されたのは，ギローP. Guiraud が《一般精神医学 Psychiatrie générale》(26) で強調しているように，そのもろもろの特異

性から到達できたのである。

　しかし反対に，包中律の論理に基盤を置くアプローチは，相補的で矛盾のない仕方で，外見的には反対の裏側を検討し，根底にある諸々の要因に集中し，その他の専門分野で生まれた仮説的な概念をもとに，差異の問題を解決するように仕向ける。このやり方で，他の専門分野との間に橋渡しをすることができる。したがって，精神医学で観察されるデータ全体をよりよく理解するために，その他の専門分野のデータとの間にあったつながりを作る論理的アプローチは，複数の専門分野だけではなく学際的な認識をもたらす。

　このようにそれは，精神医学の閉鎖された専門分野の枠を越えて，他の専門分野のデータに開放される。二重の利益がある。一方では，精神医学は，その他の科学でも行われる研究から生まれるアプローチ，論理的な型，新しい概念により豊かになる。他方では，精神的な体験の複雑性に固有な特異性により，逆にその他の専門分野における新たな研究を相互に刺激することがある。たとえば，それが実現されているのが，精神医学と論理－数学的理論との出会い（集合論，圏論），技術との出会い（人工意識に関する構成主義的情報科学）(8-14)，さらに物理学との出会い（複雑系に応用される電磁気学）(65-67) などである。

　したがってこれらの対立のより精密な分析は，その他の科学の中での精神医学の位置に影響をもたらす。それによって，精神医学に寄与をもたらし，より正確な認識のレベルに適用できる。

精神医学の流れ

　精神医学は異なる流れから構成されているが，一部の観察者は時おり次のことを知らないで，対立させるべきものと信じてきた。すなわち他方と相補的と思われる単なる反対関係にすぎなかったのか，あるいはそれらの特性が真に矛盾関係にあったかを，知らなかったのである。つまり，それらのさまざまな流れに関与してくるアプローチの性質を考えようとしなかった。そのやり方によって，それらの間のつながりの研究に適用される反対関係論理は，偏位を導入できる主観性の隔たり，あるいは有害な反対関係の連合の隔たり

の間にある種の橋を築くことができる。

　このように，たとえば長い間，古典的精神医学の流れを精神分析と対立させたのは，方法論的・臨床的かつ構造的理由で，可能性としての治療的偶発的相補性を認めなかったからである。

　また，論理-数学的アプローチに基づくシステム精神医学についても同様のことが言えるが，システム精神医学は，支配的な類推的出会いにより操作する精神分析とは，方法的-論理的に根本的に異なったものである。確かに，これらの二つの流れは対立したまま，それぞれの自立性を維持している。しかし，私たちがすでに示したように，それらはいくつかの点に集中していることはあるが，一方の論理的アプローチが他方の類推に基づく束に出会った時だけ可能である。

　その他の流れ，精神分析と神経科学，精神分析と精神薬理学，古典的精神医学とシステム精神医学などについても同様なことが言える。したがって，さまざまな流れのアプローチのより精密な分析により，可能な収斂，つまりより統一的一般的精神医学を検討できるものを示すことができる (57)。

　いずれにせよ，この異なった流れの間に架ける橋の探求，そして統合可能性への収束は，ウイオンが強調したように，《個別的そして集団的精神医学に向ける視線の変化（一部の人が意識の相互性と呼んだもの)》を必要としている[13]。

疾病分類学の考え方

　精神医学の進歩は疾病分類学の概念の変化を示している。思い起こすと，最初の古典的考え方は経験的なアプローチに基づいて，精神障害を，器質的疾患の様式に類似した仕方で表現した。このように，それは精神障害の概念に基づく疾病分類学を残してきた。その後，少しずつ，多様な面から疾病を

---

[13] 私的な手紙で，この点に関して，ウイオンは，他者の提案に対する柔軟さや開放的態度が必要であるとつけ加えている。すなわち《理詰めの，周りの環境の反響する（長引くエコー）や非反響性の理性への服従，それからラブレーの警句の高貴で深い意味における，道徳的意識について絶えず表明され再確認される拒絶》から逃れるのである。

区別するようになり，よく知られている数々の臨床的形態をもった主要な症候群となり，古典的疾病単位を形成したのである．その後臨床医は，それらの障害の重複，流動性そして変化の可能性を認めて，精神疾患の考え方を，より柔軟性のあるさらに曖昧な精神障害の考え方と置き換えざるを得なくなった．この障害を予めバーチャルな枠の中に保持しながら，新しい概念は，多数の陰性と陽性の統一基準に統合するために，無理論的な仕方で細かく分析して，DSMがしているようにいくつかの項目を構成したのであった．それにもかかわらず，実際，この排中律の論理に関連する認識の背後には，それでもなお数多くの矛盾と検討すべき未解決の問題が存続している．

そこで反対関係論理に頼れば，まったく別の方向づけが可能になる．その観点は，古典的な精神医学が行った症候群と疾病単位の多かれ少なかれ閉じられた，予め決定された概念型から出発したり，あるいはまた，DSMの陽性と陰性の項目のように，見かけの現象の組み合わせから，障害を再構成したりしようとするのではない．そうではなく，時には反対もあり得る根底にあるプロセスによって再構成を試みるのである．したがって，この観点によって，組み合わせ，精神的流れの統合の複雑さ，また一方では生物学的力動のレベル，他方では環境的力動（教育的，社会職業的，文化的，気候的）のレベルで見られる対立関係の複雑さに直面して，事前に決定された形態の限界が取り払われる．この反対関係論理によるアプローチは，常に再編を繰り返す構成主義的力動のビジョンへと導くが，この再編成は，必ずしもそうではなく，固有の症例になる古典的な形態に出会うことがある．

したがって精神病理学はもはや，疾患概念から検討されるのではない．使用される方法が洗練されるにしたがって，プロセスの概念から始まり，さらにエネルギーの流れから検討されることになる．

精神障害

　精神障害に見られる類似性の背後に，構造的差異が隠れており，相互に，共通の構造化が異なった形態で見られることがある。これは大部分，障害の実際の性質と可能なさまざまな表象との間の差異によるものである。

　この点に関して，精神病よりも神経症に多く見られる状態から，いくつかの重要な例をあげることができる。それらは，質的な接近であると同時に，場合によって量的なアプローチとなることもあり，根底にある諸々の流れやこれらの流れの構成要素に関係している。

質的アプローチ

　神経症の研究において，包中律の論理が，**不安／苦悶** *angoisse* と**不安／心配** *anxiété* の微妙な問題を解決してくれる。従来のフランス学派により区別されている（不安／苦悶は身体的であるのに対して不安／心配は精神的である）が，アングロサクソン学派は混同している（二つの異なった症候群，すなわち《パニック発作》と《全般性不安／心配》である）。それらは結合したり，一方から他方が互いに生み出される可能性がある。臨床検査で，不安／苦悶はかなりはっきりした身体的症状を発見することができる。腹腔神経叢の深い触診により引き起こされる疼痛の存在が，皮膚への投射における局所的な刺激により消滅し，同時に一時的に不安／苦悶を緩和するが，それに対してこの症状は不安／心配には存在しない。しかしながら，この事実がこれらの障害の区別のために正当化できるとしても，それらの頻繁な共存や相互の生成可能性を説明できないし，他の障害とのそれぞれの特異的相互関係も説明できない。それゆえ，私たちは記述的段階にとどまっている。

　それらの現象と他の障害との偶発的なさまざまな関係の性質をよりよく理解するためには，エネルギーの緊張のような要因が，関係するシステムの組織レベルによって（そのシステムが実際に存在すると仮定してだが），異なって表象されるという仮説を立てることができる。したがってそれは，統合されているが一見異なった構造全体に含まれている，バーチャルな原因に関する仮定によってもたらされる。その上，そのようなエネルギー障害が場合に

よっては，どのようにして多様な構造間のつながりの差異を生みながら，他の障害の形成に寄与するのか，を検討することが可能となるが，この点に関しては後段で取り上げることにしよう。

このように，非常に異なった場（事物，動物，さまざまな状況）に関係する，非常に数多くの**恐怖症**についてよりよく理解することが可能になる。私たちは百例以上について言及した(45)。たとえば，空虚なあるいは閉じられた空間恐怖症の見かけの対立は，表象が異なっているが構造は同一であるという事実によって説明される。

同様に，**恐怖症**と**強迫観念**は，同一のテーマに関係しており，共存あるいは相互に生じるが，それは同じ緊張が組織の異なったレベルで作用しているという事実で説明できる。この点については，後段で取り上げよう。したがって包中律原理により，ありそうな共通要因（病因のエネルギーの緊張）の存在だけではなく，含まれている別の要因（それが作用する組織レベル）の存在が理解できる。包含されている別の要因からこの分析を深めていくことで，これらの緊張の機能的一貫性を示すと同時に，またこれらの活動の相違を強調することにより，その他の情報を得ることが可能になるだろう。

言い換えると，学派間の差異，さらに対立は，概念と用語の差異（古典的論理により保持されている）によるが，（包中律の論理が示すように）必ずしも内的な矛盾によるものではない。

精神病の研究においても問題は同様である。反対関係論理は古典的な論理のデータに戻るが，よりはっきり説明できる。二つの例をあげてみよう。

古典的疾病分類学は，原理的に異なるだけでなく反対関係の症候群である**躁病**と**うつ病**を区別した。すなわち，躁病は特に，精神運動性興奮と異常な陽気さが特徴であるが，それに対してうつ病は，鈍化と精神的苦痛を伴う鈍化と，悲しみを伴う鈍化によって明示される。古典的なアプローチは，この対立を強調しただけでなく，この二つの状態の症候学を関連づける**混合状態**も強調した。それゆえ，興奮状態はうつ状態の構成要素を排除するものではなく，これらの状態は，関係している精神システムのさまざまな組織レベル

によって異なった仕方で出現する。それゆえ，これらの場合，病理学の反対関係の二つの形態が存在するが，必ずしも矛盾してはいない。近代的な用語が，双極性を考慮してこの対立を取り上げたのであった。この古典的な確認事項を超えて，混合状態の多様な形態をよりよく理解できるようになる。このように，見かけの形態から障害を考慮するのではなく，病因的流れとそれらが示す精神的組織化の異なったレベルから考慮して，さまざまな組み合わせを明確にすることができるが，そもそもこれは，かつてクレペリン Krepelin の指摘した混合状態のさまざまな形態の概念なのである。

　別の例としては，包中律の論理は，時には古典的な論理的接近法だけでは困難な，**非定型躁-うつ病状態と統合失調症をうまく区別する**ことがあげられる。私たちは，DSMにより《統合失調症》とラベルづけされてかなり以前から治療を受けていても軽快しない患者で，包中律の論理によるアプローチによって差異を明確にし，気分の制御不全に的をしぼった治療によって，かなり早く障害を改善できた多数の回復症例を確認できた。したがって，見かけの解体現象の背後に，気分障害の影響で，精神的下部構造の過渡的全体の単純な機能的不調が存在するのか，あるいは，それらの統合プロセスの構成要素のより深い内的な構造喪失が存在するのか，ということを認識することが必要となる。その場合，組織的レベルによる分析により，さらによく理解できる。このように，この分析はより容易に，精神現象を構成するさまざまな構造の統合に単純な機能不全が存在するのか，——その場合，組織レベルの自動化された機能を保持して精神現象全体の構造喪失の外観を呈する（非定型躁-うつ精神病）のか——あるいは組織レベルの間の深い亀裂，さらにはその組織レベルに固有の深い亀裂が存在するのかを示すことができる。後者の場合には，亀裂が関係するものとして，情動-感情的および知的領域の組織の統合，感情的体験の内的力動，知的構造の機能，これらの構成要素，たとえば象徴的表象を伴う言語，その文法的組織，さらには言葉の構造など（統合失調症）を挙げることができる。

　それゆえ精神病理学の複雑性は，障害の根底にある力動的不変要素について，可能な組み合わせの多様性についてのよりよい知識によりさらなる理解

が可能となる。その時は包中律の論理により，神経症そして／あるいは精神病であろうが，一つの障害から別の障害への移行形態，それらの連合，そして可能なつながりを分析することが可能である。

関連する量的アプローチ

また反対関係論理により，研究される特性を定量化することができるだろう。それはちょうど古典的アプローチと同じようであるが，さらにより明確化される。このように，明確化したい要素を定めて，目盛りをつけることにより，検討される障害についての受け入れ可能な確率を提供する統計研究が可能になるだろう。

検討しているアプローチを十分に理解するために，とりあえず診断を下すための症候性，進行性，病因性の要素の基準論による項目の計数化は無視して，それらを構成する根底の流れの起こり得る計数化を検討しよう。これらの障害の関係している組織レベルを考慮に入れて，その性質がさまざまな構成部分の強度の大小により定量化が可能な混合状態の例をあげよう。このように，多くの質的で本質的な一般的特性が検討可能となる。すなわち，精神運動性活動（興奮あるいは低下），気分の方向づけ（陽気または悲しみ），それによってもたらされる知的影響（連合した妄想観念，幻覚，時間－空間の方向づけ）である。それらの特性のそれぞれについての特異性（強度，頻度，障害の感作など）の標準化が可能になるだろう。したがって，観察を増やしていけば，考察する多くの要因の統計的研究や確率的検討が可能となろう。このように，構造的，進行的，最も効果的な治療のタイプをさらに明確にすることで，混合状態のさまざまな型のより正確なモデル化が可能になるだろう。

当然，神経症の領域あるいは精神病の領域であろうと，他の障害の取り扱いも同じやり方で進めることが可能となろう。こうして，長期にわたる研究が可能になるが，科学認識論的にその他の専門分野の発達に通じるものも検討できる。

いずれにせよ，反対関係論理の利用によって，精神医学的研究に起こり得

る変化がわかる。諸々の形態，進行，病因から障害を定義し，コード化した治療へと導く外部的観察に代わって，定量化され構造として明確化された内的な研究へ移行すると，より的を絞ったより適切な治療行為が可能になる。

実際に行われる治療

　反対関係論理を利用しても，精神医学の治療はかなり経験的なものであり，根本的に大きく変わるわけではない。しかしながら，反対関係論理は，しばしば実際に行われているように，古典的な診断，あるいは以前からある基準論から得られる診断と，システム的，即時的そして直接的な関係を確立するものではない。障害の根底にある機能的意味を重視することで，反対関係論理は，それらの治療を，組織と関連する流れのさまざまなレベルの制御不全の性質により，さらに適切に的を絞れるという利点がある。それによって，反対関係論理は治療の習慣に無理に従うわけでもなく，必ずしもその他の慣習的に応用される治療行為を排除するわけでもない。それは，物理療法，化学療法，精神療法あるいは社会療法とも関係する。

　実際，さまざまな障害や起こり得るそれらの組み合わせにより，侵されている組織のレベルや反対関係論理から明らかにされる機能不全の性質に従って，それぞれ異なった形で対処することができる。

e）精神的機能の認識にもたらす影響

　精神機能に関する**新たな仮説**はまた，反対関係をモデル化する六画形の論理から公式化することができる（63頁，図5）。すなわち，臨床医は，障害の一般的な認識と，それぞれの個人に固有の認識を区別することができる。前者が関係するのは，すべての個人と精神病理学に介入するさまざまな法則を対象にした包括的認識である。すなわち，思考の自動症，多種多様な統合そして可能な意味づけなどであり，さまざまな病理の形で観察できるものである（うつ病，興奮，解離，妄想，幻覚など）。後者の関係するのは，局所的認識であり，それぞれの患者に固有で，その人の思考を区別し方向づけ，より個人的な意味を与える。それらの特徴は，自動的に得られた経験のみならず，

特に意思，感情的影響，個人的確信，イデオロギー的支持，社会文化的要因などであり，その結果，それぞれの主体に固有の個人的意味づけが得られる。

相互作用は，この全体的そして個別の認識から得られるので，精神機能の表象を複雑にし，自動症に関連する形式的力動と，個人的意味の流れのさまざまな結合を刺激する。したがってこれらの結合は，精神システムに柔軟性与え，ある種の可塑性を付与する。

したがって，この仮説は，反対関係論理を生むが，また論理的かつ類推的アプローチに共通の基盤に関係し，正常と病理学的精神構造の不変性と多様性，個人・社会・文明によって異なるそれらの流動性と変化，対立を説明することができる。

最後に，**思考を言語に結びつけるつながりの分析法**は，自己参照に依存する。言語が思考を表現し，思考に参加し，思考と共同活動を続けるとすれば，言語は，思考を「イエス／ノー」あるいはその記号の「＋／－」および「1と0」に基づく二項的機能だけに還元することはできない。ただし，先験的に，言語的構築がこの操作の二元論的変化的結果であると指定をすればの話であるが。実際，これらの構築は，より複雑な状況の個々の場合として現れ，そこでは「イエスとノー」がきわめて頻繁に体験の知性化された支配的な傾向を反映しているが，感覚的・合理的で無限にニュアンスのある現実のすべてではない。

その結果，思考の二項的機能に基づく言語は，象徴的な表象の結合に還元できる支配的な数多くの状況に十分に反映させることができる。それによって，数多くの研究とモデル化が可能になり，正常および病理学的精神機能に関する貴重な情報をもたらすことができる。しかしながら，言語は，より精細な自然全体を理解するのに，環境と結びつく思考の動きを排他的に表現することしかできないと主張しているが，操作的意味のすべてを保持している二元的結果にしかすぎない。このような言語は，確かに排中律の原理に基づく形式論理によってわかる状況を表現することはできるが，精神的体験のすべてのニュアンスを表現することはできない。精神的体験はまた，個人から他者に変化する可能性のある包中律に依存する繊細でかつ流動的な，数々の

差異を考慮しなくてはならない。

　結局,反対関係論理は,一般的形態や,それらの古典的な形態で見出される見かけの内容だけではなく,それを構成する多様な個々の流れ,その内的建築学的構造よって,精神障害に接近することを可能にする。こうして,精神医学の認識と新しい治療法に飛躍をもたらすのである。

　このようにこの専門分野は,他の専門分野に広く開かれ,それらの貢献と進歩をもたらし,さらに他の特定の専門分野に影響を及ぼし,新たな展望を切り開くのである。したがって,一部の人が性急に宣言したように,精神医学の衰退さらに消滅という問題ではもはやなく,神経科学の利益ばかりではなく精神療法の力づけとなる (52)。こうして,この認識のたゆまぬ開放により,一般的な精神医学を検討することができるが,それはもはや単に自立性だけに的を絞るわけではなく,その他の数多くの科学と同じく,もっぱら科学的な面だけに還元するのではなく,学際的なものにもなる (57)。

第2章
言語とその結びつき

◉ 概要

　言語は難しい問題を提起するので，ここではその全体に取り組むことはできない[14]。言語を，身体，思考，環境との関係を明確にしつつ，精神障害の性質をより明らかにできる力動的な臨床的観点に沿って考察しよう。

　本章の主な目的は，言語が思考と混同されるのか，言語がその特殊性によって思考と区別されるのか，あるいは，その両者が個人の発達段階，および多様な結果を伴って観察される状況によって，異なる形で生じてくるのかを検討することにある。

　さらによく理解するために，思考と言語の間の関係の発展を起源から分析すること，すなわち，健全であると想定される主体が誕生した時からそうした関係を探り出し，その構造化の道をたどるのである。

　これらの言語についての関係は，口頭形態から研究される。その時口頭形態は，その人に固有のエネルギーによって，また周囲の環境の影響によって，その人の身体的および精神的な動きの結果として出現する。

　一般的な進行図式に従うと，最初の運動性の力動は，外界との接触で音を生んで構造を形成する。それは相互に徐々に整理され，はまり合って同化し，構造の集合体を生み出して統合される。それゆえ，主体と環境との間のコミュニケーションを可能にするために，言語は，エネルギー，動き，音，単語，名前，精神的表象，統辞論，意味の統合に応える。これは明確に言語の複雑

---

[14] 言語は，《思考とコミュニケーションを表現する活動であり……声の記号系（パロール）と，場合によっては言語を構成する書記記号（エクリチュール）によって実行される．》(Le Petit Robert)。

性を意味している。

1－運動と音素

　まず，運動エネルギーと生み出される音の間に関係があることを強調して，さらにそれらに意味を与え言語を構造化するその他の要因をあげよう。いくつかの実験データに支えられた臨床によって，そのいくつかの面がわかる。それではフランス語圏で生まれ，1年以上にわたって観察された新生児について述べよう。

a) 臨床データ：音素の出現

　最初の自動的段階は，本能による反射的なコミュニケーションの芽生えという特徴を持っている。このように生まれた時から，すでに産声が外界との最初の口頭伝達を行い，子宮内から子宮外の世界へ身体の通過したことを示している。その後乳幼児は，お腹がすいた時や身体の不快を感じると自発的に叫んで泣く。満腹すると泣き止む。同時に反射的症状がある。たとえば，ちょっと触れた時に自動的に手を引っ込める，はっきりとした理由もないのに天使のように笑う，動く物を目で追いかける，音のする方へ目を向けるなど。これらの反射的な性質を持つ行動は，生得の反射性以外の特別な意味はまだない。

　第二段階では，運動能力の発達が音素からなる口頭表現をもたらす。しかし，この言語の芽生えは，運動能力の発達とはずれている。乳幼児が空気を吸って吐き出して母音に似た音で表現することができるようになるには，数週間が必要であろう。

　この衝動や反射運動の段階のすぐ後に続くのは，欲求の情動的で意図的な段階であり，それはすぐに明確なものとなる。たとえば，乳幼児は，差し出された哺乳瓶を，奪い取るように手でつかみ始める。しかしながら，そのことを音で表現する能力はまだ持ち合わせていない。

　2カ月ぐらいになると，乳幼児ははっきりとした音を出し始める。口を開

けて，息で声帯を震わせる。こうして，「あー」や「うー」という音を出したり，抑揚をつけた「あー」や「うー」あるいは，口を狭くした「え」の音を出したりして他人に笑いかけることができるようになる。しかしながら，それらに意味を与える段階にはまだ遠い。

　こうして3, 4カ月になると，自分を表現しようとしていることがはっきり見られる。笑いかけると，口を開け，舌をねじり，口に手をあて，いつも「あー，うー」や「えー」といった音を出す。他人に笑いかけられると，同じ行為でそれに応える。このように，口頭言語が身振り言語に組み合わされて，運動と音の統合や意味が生じるようになる。条件づけが生じる。

　4カ月頃になると，哺乳瓶をくわえている乳幼児は，それを取り上げられると泣く。同様に，それ以前は反射的に笑ったり，さらには真似をして笑ったりしていたのが，大人による言葉のコミュニケーションが行われると，条件的に笑うようになる。乳幼児は，他人に笑いかけられると「あー」や「うー」の音を繰り返しながら笑い返し，また，たとえば，指の動きを目で追った後，遊びの形でなされた動き（たとえば，ただ腕を揺らしたりする動き）を見ると笑うようになる。乳幼児の眼差しはますます表情が豊かになっていく。それ以前の反射的な動作は，意図や条件づけの芽生えによって豊かになる。こうして話される言葉は，運動による表現の進歩，空気の吸い込みと吐き出しの進歩，他人との感覚的出会いによって進歩すると，続いて，運動行動との結びつきによって，自然な要求から少しずつ構築されていく。運動行動は，快感に結びついた条件づけにより，また，運動の形で表現したいという芽生えばかりの意図により補足されるが，まだ口頭では明確に表現されない。

　それゆえ，運動の発達，特に発声器官の発達と言語の間の平行性が明確に現れる。その平行性は精神神経的システムの段階的な成熟（これは軸索の増加によって起こる）と対応する。このように乳幼児は，一方の側に寝返りを打とうとして，頭を上げようと試み，誰かが二本の指を見せると，つかんで座ろうと試みる。同時に，舌運動性が発達し，環境による影響がかなり早くから生じる。これは物音や耳にした言葉の反響によるものであれ，早い時期からの模倣を示している。観察されるこれらの事実から，乳幼児の発声能力

に先立ってその能力を利用する，意味のある運動の段階的な統合を推論することができる。続いて，運動と発声に関する最初の構造が，はっきり意味のある構造へと統合的な飛躍を見せる。こうして意味を生じさせることになる。それゆえこれは，運動の統合から，自然の《超越》の統合への移行である（統合の際に性質を変える，現れてくる自然現象をより良く表現するには，《超越的統合》という新語を用いるのがふさわしいかもしれない）。

こうして4,5カ月頃になると，母音と子音からなる，音節に相当する音が現れる。乳幼児は喉で鳴らす音（《グルー》）を出し始め，口を開けて空気を押し出して音を出したり，発声器官の動作を組み合わせて音を出したりする（口蓋から舌をはがしたり，舌をブロックしたり，鳴らしたり，唇を震わせる……）。こうして乳幼児は，さまざまな音を発生させ（《ガガ》，《ダダダ》，《ヤヤ》，《ズズズ》），続いて唇で（《ババ》）という音や，唇を震わせて（《ブルル》）という音などを出す。

6カ月ごろになると，乳幼児が習得した音は，たとえば《ムムム》などのようなその他の擬声語によってさらに豊かになる。このように言語の漸進的なプロセスは，姿勢をたてなおす努力と連動して起こる。

こうして作られる現象は，吸ったり吐いたりする空気の流れの結果として起こり，発声のための運動能力の発達によって変化する。それらは続いて，心地良さ，喜び，痛み（空腹になると泣いたり叫んだりする）などの感じられた衝動，また，おそらくミラー・ニューロンの活動と結びついた共鳴，さらには模倣を引き起こす周りの環境からの刺激を受けて，次第に意味を増やしていく。

したがって，乳幼児は，音節を形成するいくつかの母音と子音を思わせる音からなる，ちょっとした音の経験を積んでおり，それによって空腹や痛みのような最も差し迫った欲求，さらには不平や欲望を表現することが可能となる。そこから，内的言語の発芽を予想することができる。しかしながら，この乳幼児はまだ語を形作ることはできない。

最後に，周囲からの刺激との接触による情動や感情の出現が起こり，それと平行して発達するために，口頭言語が，自然反射的な運動行動から起こ

と考えられる。複数の音節が，基本的な形を作るために出現し繰り返されるが，乳幼児はそれに対してまだ正確な意味を与えることができないように見える。言語活動の調整機能がまだ形成段階にあるようである。それゆえ音素は，まだ語を表すまでには至らないが，周囲の環境の中で感じ取る語を共鳴させて，単語を構成するのに役立つのである。

b）準臨床関連データ

　これらの臨床データは，現代技術のデータと出会うことで，さらに強化され豊かなものとなることもある。

　特に，複数の音素が出現するとすぐに，乳幼児は区別するようである。最近の乳幼児と未熟児の聴覚神経活動に関する機能画像の研究では（ドゥアーヌ G.Dehaene），早い時期から音素の区別（たとえば《バ》」または《ガ》）と人の声の区別（男性または女性）が可能であり，それは脳のより特定の領域の活動と結びついていることを示していた。このように生まれて数カ月すると，音の世界の分類が可能となるようである。

　他方で，脳の誘発電位の技術により，クイデ Sid Kouider，ドゥアーヌと同僚らによれば，生後5カ月ですでに，大人のものに近い乳幼児の知覚意識を活用させることが可能となるようである (37)。

　その上生後8カ月ほどになると，乳幼児は知覚データを基に，抽象的な構造さえ作り上げ，物体の量や《統計的素材》にまで敏感になり，予測可能な出来事を予想することができるようになる（ゴプニク A. Gopnik）(24)。このように合理化能力の発達は，現在まで考えられていたよりもずっと早くに起こるのであろう。乳幼児の視覚反応に関する研究は，乳幼児が，《非常に早い段階で，単位，物の永続性，数，身体的または精神的な因果関係の原理を理解することができるようである》ことを示している (30)。

　これらの研究は，乳幼児が最初の1年が過ぎる前に，運動能力の発展とそれらの統合と平行して，抑揚，韻律法，音のリズム，旋律に対して敏感であるらしいことも示している (69)。したがって，これらの音素の規則性を再確認する能力は，音の高さを感知する素質によるのだろう（マネル Cl. Männel）(42)。

この素質により，自分の作り出す音と聞いた言葉との間の共鳴を確立し，後者を分離し，双方を区別し，最終的には，思考の発達に関与する類似性を検知することが可能となる。

c）身体運動と言語の構造的発展

　運動性と本能に結びついたこれらの最初の構造に続いて，言語は発達し，そしてまた環境と絶えず関係しながら，精神システムのイマージュへ連続的な構築がされていることが明らかになる。

　1歳頃に，乳幼児はまず立つことができるようになり，次いで歩き始めるが，まだしっかりと言葉を発したり，一区切りの文はまだである。しかし，心的発達は加速し，自分の生活空間を支配することを学ぶ。乳幼児は心的反射性を意味する身体的で精神的な行動を取るが，その心的反射性は口頭言語が発達する前に，早く姿を現して体験構造を形成する。物体のカテゴリーを見つける能力が発達する。箱の開け閉め，物体のはめ込み（鍵穴から鍵を引き抜いてから入れなおす，あるいは鉛筆のキャップを外してはめる）に夢中になる。乳幼児は，話せるようになる前から理解する。自分の唯一の即時的表現に基づいて，おそらくそれによって内的言語の始まりに答えて，言葉なしで理性の働きの芽生えを示す行動ができることが明らかになる。たとえば，観察されている乳幼児は，低いテーブルの透明なガラスの上に置かれた観察者の手をつかみ，そのすぐ後に，観察者が反対に手をテーブルのガラスの下側に置くと，教えないでもその手をとろうと試みることができる。その上数日後，これは乳幼児が自分から繰り返して行う遊びになる。こうして，絵や写真を差し出すと，きまって表と裏を順に探し出すが，これはおそらく，空間的な方向づけを行う能力と，左右対称の感覚の芽生えを示している。

　他方では，周りの人々が自分に何を言っているかが少しずつ理解できるようになり，自分の周りの世界に正面から向き合う。自分に対する禁止や励ましに反応し，そこから徐々に，芽生え始めた思考のある程度の発達と自立性を獲得し，その後口頭言語による表現ができるようになる。こうして一つの意味が，言葉が出る前に身振りへ転移される。身振り言語の始まりが徐々に

発展していく。たとえば，乳幼児は，欲しいおもちゃを人差し指で指し示す。また，周りの人がやる仕草を再現して，何度も手を開いたり閉じたりしてさよならの合図をする。この乳幼児はまた，リズムを知覚する能力も示す。少しの間，音楽のリズムに合わせて，体や腕を動かすことができることがはっきりわかる。したがって，身体の動きからわかるリズム体験の芽生えは，はぐくまれる運動性言語の下部構造を示している。このように幼児の体験には，時間－空間的母体と，すでに形成された口頭言語に先立つ身振りによる言語が現われるように見える。

したがって形成された言葉は，もっぱらその子どもに応じて示される思考から生まれた活動によってしか意味をなさない。特に支配的な音調を伴う，繰り返される音（パーパ）またほぼ同じあるいは多少とも似た音（真似て，繰り返された音）についてはこの通りである――なぜなら音は異なる対象に結びつくと副次的な条件づけと区別を伴うからである。こうした現象は，このように言葉に層をもたらし，次いで意味を伴って，名詞となる。名詞は，おそらく反復や，言葉と付随する現象との間の条件づけによって確立されるのである。

その時から，いくつかの意味ある言葉が出始める。たとえば，15カ月から16カ月になると，この乳幼児は，耳にした言葉を真似て言うようになり，手動きが意味を持つようになる。たとえば，おもちゃを耳のところに当てて，はっきりと《アロー（もしもし）》と表現し，観察者のもとを離れる時に手を何度も開いたり閉じたりする，あるいは，何か禁止された時に，周りの人が以前にしたように《ノン》という言葉で真似をする。それ以降，さまざまな言葉の芽生えが徐々に，数カ月の間に繰り返されて，連続した音を形成するが，まだその意味ははっきりしない。

ホフスタッターD. HofstadterとサンダーE. Sanderが，子どもでは思考が連続的な類似と類推によって発達すると述べたように，類似と類推は，状況を理解させ，自分の中にすでに構成されていた図式に対応する対象のカテゴリーを広げることによって発達する (29)。このようにして，心的な表象と感覚的な刺激は，連続して相互的に作用し，拡大する環の形で思考を発達させる。

こうして**つながり**が徐々に生じ，意味を生み出しながら体験の基本的構造を次々と築いていき，続いて，統一的な動的構造を生み，明白な門を形成する。こうした反復と連合は，持続する基本的な体験を生み，体験された空間の内的感覚を発達させることにもなるのかもしれない。

2 − 言語活動の発達

これらのさまざまな臨床データによると，発声器官の動きから音素へ，音素から言葉への移行という新しい一歩は，周りの環境で知覚された言葉との共鳴によって作られることを示している。この言葉をある対象，人，あるいは概念に当てはめるには，それらを命名するための意味を得なくてはならない。それが行われると，言葉は，冠詞による分類がもたらされる（男性，女性，あるいは中性）。次に，これらの要素を，位置づけ，形成し，発達させる意図と，時間−空間に従って，配置し組織化する必要がある。

生成され徐々に行動の場を広げていく連続的歩みはすべて，門を思い起こさせる，感覚的であると同時に理性的な様式で実現される。

a）門の概念

思考と言語は，一方から他方へと続く環を形成する連続的なつながりにより，静かに形成される。これらは，著しく敏感な共鳴による類似の様式で行われたり，すでに前−理性的に構成された様式で行われたりする。論理的につながった環は，エネルギーの流れの結果であり，他者とのコミュニケーションへの共鳴の芽生え，運動行動，音素や形態によって表現され，すぐに言葉の芽生えとして現れる。こうして，門の形を取る基本的な機能のプロセスが形成される。乳幼児はそれを，一続きの連続した類推によって利用する。乳幼児はこうして1年目が過ぎる前に，欲望，意図――特におもちゃをつかむこと――を示す。指でおもちゃを指し示し，それが欲しいと伝えるしぐさをして，はっきり言えないにしても，そのしぐさに声を合わせて表明する。はっきりとした言葉はまだ発せられない。おそらく感性門はこうして形成される。

しかし，その他の環が徐々に反復，条件づけによって，より理性的な形で作られる。それらは徐々に組み合わされ，統合される。

こうして乳幼児は，耳にした音や言葉を再現することでその対象を指し示すことを学ぶ。単語，音，抑揚を混ぜ合わせ，まだ意味のわからない連続音を発しながら，依然としてわからない音の連続によって，話し言葉の芽生えが現れるが，そこからやがて，少しずつ何らかの意味が立ち現れる。こうして乳幼児は，明らかに自分に向けられたある種の要求をすでに理解し，それに適した行動で応える。

22カ月頃になると，その乳幼児は，意味のある文節の始まりの芽生えを述べ始めるが，おそらく，どこかで聞いた文の構造をまねて再現したもので，それが前提となってもぐもぐ音から浮かび上がってくるのである。この段階では，いかなる文法的要素もまだはっきりとは現れてこない。自らの表現，理解による，再現された文法構造によるというより，むしろ，多少ともしっかり形成された単語をつけ加えて意味を示すことによる。文法構造は，その後，知覚された類推，条件づけ，反射性，意味づけの影響で出現し，神経心理学的システムの発達につれて，知覚門やすでにある理性門に基づいて，言語システムの自然な構成との関係で明らかになる。

これらすべては，乳幼児の欲求による運動，行動，志向的精神生活などの発達が，言語の発達にかなり先んじて，多数の段階があることをはっきり示している。このことは，1歳を迎える以前の乳幼児では，運動行動によって自発的な意図を示すことができることから確認される。もっともその時には，まだ言語活動の大きな発達は外部からははっきり見られず，内部で成熟段階にあるのである。言い換えれば，観察された思考の出現を表す現象は明らかに，発せられる口頭言語の現象に先行しており，ましてや周囲からのより洗練された学習を意味するものより先行している。したがって臨床は，観察者に対し，思考や言語の出現には二重性があることを示している。それは後に，それぞれの発達の間の相違や起り得る断絶によって，場合によっては，思考の病理学的混乱によって確認される。

こうして門は，思考と異なる様式を形成するために運動的側面や言語的側

面で周囲の言語活動の模倣によって発達する。したがって，螺旋状の開いた環状の思考の流れは，模倣しながら，感性が優勢な形になったり，あるいは前－理性的表現の自動化や連結が優勢な形になったりしながら，形成されることになる。したがってそれらは，意味が付与される類推や論理によるアプローチに共通する根を構成している。

b) 意味作用と意義への到達

　意味作用への到達，さらに形成されつつある音素や単語の意味への到達はきわめて重要である。それは考慮される諸々の要因の内在する意味作用と同時に観察者の解釈に結びついている，異なる仮説や理論に頼る。
　すなわち，ある対象の意味作用とは，質的および／または量的な価値を与える感覚的および思考的感知装置を介してその対象に到達することである。それゆえこの意味作用は，先験的に明らかではなく，対象との内的つながりや対象との外的つながりの重なり，つまりその対象を構成し表象するのに役立つつながりの重なりが考えられる。この意味作用は，合意に基づく価値を与えようと目指す，諸々の社会文化的要因により修正されて，徐々に主体にとって意味を持ち始める。

一般的解釈について

　観察者が，言語や思考の最初の構成要素に対して与える意味は，一定の主観的で客観的な現実に対応するが，同時に，身体的そして社会文化的な独自の座標系に依存する解釈である。したがってこの解釈は，乳幼児の発達初期から生まれながらに発してきた音を，経験した出来事や周囲環境の影響に直接結びつける。たとえば，外傷性の身体的な苦痛による叫び声は，時間的により強いリズムを持っている食べたいという欲求の叫びと混同すべきではない。同様に，乳幼児が自由意志による何らかの象徴的意図を示すことができると考えるのはいささか大胆すぎる。しかしながら，たとえば，父親が乳幼児にミルクを飲ませようとすると泣くのに，母親に代わるとすぐに止むという例が示しているように，観察者が，乳幼児の涙や泣き声にそれらしい意味

を与えることができることは十分に考えられることである。

　この意味は本質的であり，徐々に場合によっては突然構成されるように見えるが，おそらく感性門の発達に対応して，名前で表現される以前さえも表現されるのである。この意味は，環境のただ中で言語の構造化にしたがって発達し，音の凝集，言葉と名前の形成時に明確に現れる。この構造化は，周囲環境の誘因動機づけの影響下でなされ，その影響を受け，それと同時に大脳の神経系の最小限の発達を必要とする。

　結局，運動性発達や音の生成反射に直接関係する生まれつきの言語機能，そして環境の刺激に対応し，その音に意味作用の芽生えとなる，形成中に統合されていく組織と関係した感性門が存在するように見える。

構成された音声構造の意味の形成

　それゆえこの意味は，偶然的なものでもないし，環境の影響だけに還元できるものでもない。それは実際，内的かつ外的な刺激の束に従う。

　それは，体験される現象の出現時に，そして遭遇した現象の認知の連続的内在化の時に生成される。言語研究では，1歳未満の乳幼児の場合，意味と音の高さの獲得において音調が役割を果たすことを示したことを思い出していただきたい。

　こうして，象徴的な芽生えが，音，形態，そしてそれらの凝集についての関係する体験で出会った現象を結合してその人に作られる。そこで，諸々の音は，出会う現実，外部の刺激，周囲によりもたらされる意味作用により，意味のある形態を取り始める。たとえば，私たちの文化的な環境では，乳幼児は，顎－舌－唇の運動性の発達，そして周囲の刺激との共鳴により，最初の《ババ》から《パパ》へ移行する。環境により，この同じ対象は，その環境に固有の耳にされる言葉の影響下ではっきり異なることがある（たとえば，《パパ》は，《ファファ》あるいは《ダダ》に置換される）。しかし，この言葉はすべての幼児にとって，必ずしも通常周囲から与えられている意味ではなく，その形態，象徴的な意味は順々に生まれてくるのであり，知覚される形態の類似は意味の類似に先立つ。こうして，乳幼児は分別を持って言葉を使

えるようになる前に，父親でない人を見て，感覚的・口頭的そして視覚的つながりの類推から，母親には困ったことであるが，《パパ》という音節のグループによりはっきり示すことがある。

さまざまな段階の言語や意味の出現の日時は，自然の一般的なプログラミングの中に書き込まれているとしても，事前に決まっているのではない。したがってその日付は，人により多少の変動があるが，また出会う刺激の頻度にも関係しており，学習が決定的であるように思える。

それゆえ，乳幼児における音声構造の意味の形成を明確にすることは難しい。なぜならば，乳幼児とのコミュニケーションは必ずしも十分には理解し難いからである。しかしながら意味の出現は早いといえる。幼児は非常に早い時期に，欲望，不満を仕草や叫び声，物を投げつけたりして示すが，言葉を形成するよりもずっと早い時期である。つまり，最初は運動性発達に関係していた言語が，思考操作に対してずれて遅れて発達するが，すべてはそのいくつかの特性，特に周囲の環境の中で耳にする言語の模倣によって行われる。

意味の内的な発達

乳幼児が成長するにしたがって，発する音声とそれに伴う仕草の結合は，乳幼児の獲得した意味の出現，そして模倣と反復と条件づけによる発達を示している。

意味の構造化を理解するには，私たちはグリズ **(64)** が成人について確立したものを参照できる（図7）。もちろん，子どもの言語の構造化は類似の経過をたどって成人の構造化を生みだす。この場合，精神システムの階層化された発展のレベルを構成する要素間の，異質同形性やもっともらしい類推の原理により生みだすのである。このように，より年齢をとった人についてすでに確立されたモデルに基づいて，繰り返し適応される仕方で，一定のプロセスを類推的に解釈することができる。

たとえば，子どもや成人において，ある言葉の意味はいずれの場合にも認識を獲得する特別な背景の中で形成される。このように，記号表現と記号内

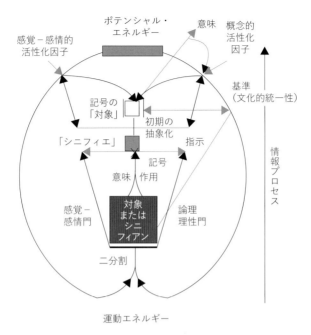

図7　意味作用と意味のモデル

容の関係，記号と抽象化を導入する記号的対象との関係，それからまた感覚－情動的，概念的，文化的な活性化因子の役割をも関与させる全体的構造化が存在する。

　乳幼児の場合，抽象への素質をすでに自身の内に持ち合わせてはいるが，明確に言い表すことはできない。まだ十分な神経心理学的発達レベルに達していないので当然である。しかしながら，意味作用は感性門，付随する感覚要素によって統合することで，この段階に達すると仮定できる。このことは，乳幼児が発したり聞いたりする音の構造に対して，また感受できる抑揚，切断，リズムで示される合図に対して，意味の芽生えをもたらす。

　事実，乳児は言葉によって伝えられる以前に，行動の意味をわかっている。それはその後，急速に発達する。このように，1歳で，食べ物の要求，物で遊びたいという意志，母親を自分のものにしたいという意志，命令に対して

反抗の意志を示し，そして単純な言葉の理解は，明らかに意図，言葉，名前，フレーズの口頭表明に先立っている。

　このように言語活動は，体験する世界の現実や状況と接触して形成中の思考の変動に立脚し，その後に初めて口頭で表現することができる。すべてはまるで，乳児や小さな子どもが，周囲の人々の経験との照合による体験を通じて，模倣，条件づけ，慣れによって，内的な言語を形成するかのように行われる。そのために体験の一つの同じ進展を表現するために，無数の可能な形態が生ずる。いずれにせよ，言語機能は，対象や行為に与えられる意味を介して発達する。

　したがって，意味をもつ言葉は言語が操作思考の産物そのものであるということを示している。この解釈は次の事実から裏づけられるようである。すなわち，幼児は出来事の意味を十分に理解できるが，その主題について陳述することに困難があり，運動性あるいは感覚性の性質の整理能力により修正できないということである。これらの困難さは，獲得されたばかりの意味の表現を可能にする，言語活動の整理能力の未熟さを示している。たとえば，幼児が分別をもって《スペクタクル》と言おうとしても，《ペスタクル》と発音してしまい，周囲の人が注意しても修正できない。

意味の発達

　知覚された言葉の意味が，類推，反復，認知頻度，条件づけにより構成されるとしても，すべて特徴は，生来の，獲得されたり習得したり，反省思考により制御された思考の変動の事実であることから (78)，思考の成熟の進行中にまだ変化が起こることがある。すべての言葉の象徴性は徐々に，構築されていく。ますます正確な意味が言葉に対して与えられるが，それは，関係する対象との対決，そして他者とのコミュニケーション，またその後の，思考能力の成熟段階で形成されるより理性的な行動の発達に応じている。ところが，自然発生的に噴出する場合もあるようである。

　思考運動の反射性の環境による情報，論理的能力の発達の影響下で，成長した子どもは後に，同じ言葉が一つあるいは複数の意味作用を持ち，必ずし

も自然発生的に初めに与えられたものとは対応していないことがある，ということを理解するようになる。その時，形成中の言語機能（運動，口頭，記号……）に関与する言葉の意味を構築することを学ぶのであるが，その言語機能は環境や文化にによってさまざまな形を取ることになる。このようにして，言語活動システムが，連続した環として構成されるのだが，これは，感覚的思考，その人の脳の発達に関係する論理や抽象能力のみに依存するのではなく，周囲環境にもよる。

したがってこの意味は，神経精神システムのフィードバック（前向逆向）のプロセスに直接関係し，機能的環を実現するが，その第一の原因が何であるかを言うことはきわめて難しい。次第に階層化されるレベルにより，閉じられた相互作用で意味そのものが生まれ，近くを取り巻く人々や社会－文化的環境とのともに存在する関係の影響で獲得された単語はますます正確な意味をおびる。

結局，言語活動システムは，環境の刺激により活性化される精神運動性の発達から直接に出現するのである。子どもは，生来のやり方で，それから類推で，音の形態を理解し，耳にした言葉を繰り返すのを好み，その後に徐々に進展する識別的な意味を与えるのであるが，生物精神システムの成熟や形成中の知的組織の成熟によってそれらの関係をすべて維持している。しかし，言語がその価値を獲得するのはその意味によるとしても，言葉は偶然に集まるものではないという事実もしっかり考慮する必要がある。形成された言葉のみに還元されるとすれば，言語機能はわかりにくい粥のようなものであろう。言葉全体と表現された思考に意味をもたらすには，周囲によって必要と認められる組織化が必要になる。つまり，これが統辞論である。

c）統辞論的つながり

一つの文の意味は，単に言葉，名詞，それに含まれる項目の意味の寄せ集めではない。さらに，それらを時間－空間的体験の中に位置づけ整理して，それらの関係や相互関係（下／上，ここ／あそこ，前／後……以前／今／以後……）を表現する必要がある。それはまた，数の意味，誕生後数カ月で乳

幼児が感知する計算，そして話法の基本的形態間の関係を作りだすための意図を要求する。ところが，このことは，言説の最初の図式化を形成するために，それらの間で徐々に組織される，基底の思考運動を前提とする。

　これらのつながりによって言葉を秩序立て，一つの文節を構成し，一定の規則に従って一つの言説に，獲得したものを生来のものに混合させながら，より特別な意味を構築することが可能になる。統辞論的構造の獲得の能力は，クリストフによれば，誕生以来存在する生来の根底にある制約の存在を認めることになる(16)。

　このような統辞論の形成に言及することは容易ではないが，これについてのある解釈が可能となる。感覚的および類推的性質の直接的つながりによって，おそらく，反響，模倣，たぶんミラー・ニューロンによる言語機能の習得を説明できるだろう。それらがその後，相互に合理的な様態で結ばれる。このことは，環境によって確立される規則に従って言述を秩序立てる思考の反射性を証言している。

　こうして乳児において，ほとんど理解不可能な初期の言語のマグマから，模倣と類推による文節の断片が生ずる。言述の芽生えはまず，漠然と類似した音の形でなされ，その後，より類推的な仕方で組織される。それは，子どもが自分自身と周囲の環境に関係づけしながら，統合の仕方を識別できるようになると，より合理的で個人的なものとなる。したがってここでもまた，差異や，さらに対立が，同じ言葉で構成されてはいても，欲する意図によって順番の異なるフレーズの間に現れる。その上言葉の意味は，表現構成の文化的な習慣によっても変化する。このようにこれらの順序は，言外の背景によっている（よく知られている例としては，《情けない奴》という表現は《悲しい人》と同じではない）。それは結局，退行的，精神錯乱的，解離的な病理学的形態に破壊される可能性がある。

　要約すれば，私たちが見てきたように，音素が形成されて結合され，言葉が形成され，それらが意味を持つことで名詞となる。言葉は，周囲の人により発せられた用語と，反響，類似，類推により生まれ，また社会文化的背景に左右される。それは明らかに体験された複雑な現実の還元的な抽象化であ

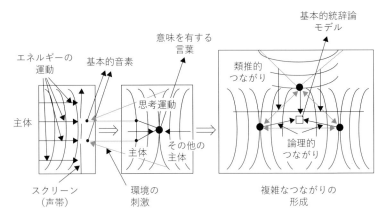

図8　観念的芽生えの構造的要因

る。しかしながら，この抽象化のプロセスはそれ自体，知覚された類似現象に関して，あるいは言葉によって表現され理解された事実について，不変の要素を抽出する思考の動きである。このように，言語を構成する記号間につながりが作られるが，それらは，思考が必要とする一定の規則にしたがって組織化される。この思考はそれ自体，類推と論理のつながりにより形成される（図8）。

　この図では，幼児は獲得した音素のたくわえがあるので，発音された文を模倣により，多少とも類似した構成音素によって再現することができる。音の高さ，韻律をはっきりさせた発音，韻律法の早熟の知覚によって，類推的つながりが作られる。それらのつながりから出現するのが合理的に形成された言語活動的および観念的構造であり，テーマの異なる比較可能なその他の状況に必要なモデルとして役に立つ。ついでに指摘しておけば，このような解釈は，バシュラールの《(エネルギーの) 運動が一つの事物になる》という解釈に結びつく。

3 — 形成された言語の多様な側面

　統辞論は，運動性，感情性，情動性そして知的な活動の統合と継続的な制御の発達を伴っている。したがって，類推的あるいは合理的回路の優位性に応じていくつもの言語のタイプが構成される。

　模倣と感覚的直観のアプローチが，了解されたあるいは表明された言説の意味へ向けられるとすれば，この意味はその後，第二の理性的なアプローチにより明確化される。その時言語と思考が互いに補い合い交互運動の中で明確化され，統辞論が決定的なものとなる。したがって問題は，この統辞論の本来の性質である。言語は，自然な制約に縛られた先天的な法則に直接に関係する統辞論を所有しているのか，あるいはモデルとなる理解された形態の反復による，習得され体験した状況の産物なのか，あるいはおそらくその両方（生得性と習得性の結合）なのか？

　いずれにせよ，言語機能は，ミラー－プロセスを思わせる経験を反映する，つまり感性門と理性門の，相補的で相互作用的な二つの領域から構成されている。それらはいずれも階層化されている組織のレベルに沿って発達する。感性門は，身体－精神的知覚の発達に直接関連し，理性門は，より知的で，前者と対をなす，反省的フィードバック（逆向前向）のプロセスより生じる。両者とも環境の刺激により維持され手直しされる。それらは抽象と合理性に到達し，そして体験されるかあるいは本質的に知的な現象を思い起こさせる象徴の出現に参加する。

a）操作的連携

　統合された組織のさまざまなレベルとの多様な連携により，言語は異なった構成の法則に応える形態をもたらす(56)。このことが精神医学では，認識の多様な仕方を形成する。

　こうしてグリズは，操作思考とのさまざまなつながりを単離した(25)。記述的な観点から，精神医学でみられた以下の言語機能を図式で示そう。すなわち自然的，論理－数学的，論理－論証的言語機能である（図9）。

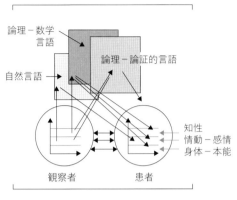

図9　精神医学で使用される言語の例

　自然言語は，従来の社会的思考と言語に関するフィードバック（逆向前向）の環の間のつながりから直接的に生まれ，類推と合理性を無差別に混合し，同時に異なった基準を基盤にしている。それによって観察者に的をしぼった状態で，未だにあまり厳密ではない。

　論理－数学言語は，より厳密で，より普遍的，抽象的で，したがって観察者からは的が外されがちである。この言語は，より形式化されており，統計学者，数学化された論理，あるいは近代技術の支持者たちにより使用される。

　論理－論証的言語は，秩序立てられた様式で現実をよりよく理解するために前者二つの論理を混合し，したがってフィードバック（逆向前向）の言語の環に譲歩し，感性的思考並びに環境の影響を反省的思考に統合することを試みるものである。これこそ，精神障害の下部構造へのアプローチが，科学的で技術的な思考の型との類推によって試みられるものである。

b）精神的および言語的器官の構造化様式

　このように，言語機能の複雑な動的構造化についての最初の全体的観点は，それが表現して形成することに役立つ思考との差異を示している。思い出されるのは，この言語活動は，運動性から発せられる口頭の環境のただ中で，発音される音，思考運動，それらの構成要素を組織化して記憶に凝集する最初の表象，言葉の意味作用と意味から構成されており，言説に意味を付与することに役立つ統辞論の形成に至る。

　しかしながら，思考運動あるいは言語活動器官にもたらされる過度の緊張は，活性化，抑制，言語機能と思考の間の破断を引き起こす可能性があり，そうなると精神的機能不全の原因となることは明らかである。このように体験される感情は，言語機能を混乱させることがある。こうしてかき乱された自動症に閉じ込められた言語活動はまた，思考の運動の流れをゆがめる可能性がある。このことから言えることは，言語機能は精神病理学を表現すると同時に，調子の狂った思考の自動症によって精神病理学が形成されることである。

　このように構成された思考と言語のさまざまな多くのつながりは，精神障害の臨床的認識に最も重要な役割を持っている。それらはまた，障害の構成要素へのアプローチにも関係し，このために使用されるさまざまな型の言語機能や関連するある種の規則にも関係している。後者の言語活動は，障害の下部構造の認識に影響することになる。

　このように臨床的観察は，これらの内的や外的なつながりを超えて，思考と言語機能が同じ生物精神的支えで発達すること，そして永続的であるが変化する**共同活動**や**相互活動**を表していることを示している。その上，操作思考と言語機能のこの区別やこの共同活動はまた，人工意識の構成主義的情報を目指して，それらを二つの異なった相補的なシステムとしてみなすように導いたのである（カルドンA. Cardon）(14)。いずれにせよ，このことにより，根拠のある推論，仮定，理論を確立するには，それらの間の密接なつながりと整合性が必要であることがわかる。こうして言語活動の形成は，精神システムの下位システムとして現れる（図10）。

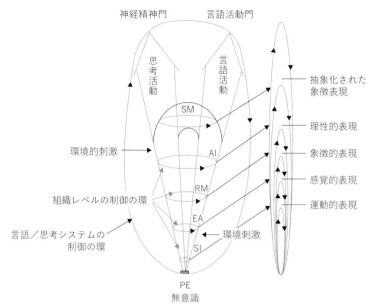

図10　言語機能と操作思考の関係

　言語機能は，内的あるいは／そして外的刺激により引き起こされ，その形成と合理的組織化に関与する体験を表現する。それは，発せられたあるいは書かれた言葉の表明により示される。
　したがって，思考と言語は共同的かつ相互活動的であるので，組織のそれぞれのレベルに，固有のフィードバック（前向逆向）の調整の環やより全体的な環を形成するのに寄与する。すなわち，より全体的な環は，言語と感性的思考の形態から知性化された形態に向かい，相互に全体的な思考を表現するのに寄与する。組織のそれぞれのレベルは，より特異な言語活動のタイプを発見する。後で検討するが，全体的な環は，内的外的アトラクターや病理

学的分岐の影響で，幅広さと非干渉性の対象となることもある。

c) 言語を形成するつながりの自動化

言語と思考のこの二元性，共同活動性そして相互作用性はもちろん，**自動性**の表面に出ない介入がなければ，存在しないだろう。したがってそれらを結合するつながりについても同様である。自動化されたつながりの機能的損傷はもっぱら，言説にゆがみあるいは誤りを導き入れ，さらにそれらを利用する推論の有効性にも影響を及ぼす。

日常言語における自動性によくある例は，反省的思考から離れて，**過去の記憶の存続**に見られる。たとえば単に名前を思い出すだけで，ずっと昔に結びついた名前がすぐ思い出されることがある——それが古い，あるいは過去の情動-感情的要因と関連のある場合はなおさらのこと——姓と名の間の獲得された条件づけによって，自動的に構成されたのである。したがって精神病理学において，制御不全がある場合，これらの自動症は精神的機能に不適切な仕方で介入することがあるので，当然患者の言説にも影響を及ぼしてくる。自動化された口頭の決まり文句の再出現でも同様であり，興奮状態（話の飛躍）あるいは構造喪失（口頭での繰り返し）の状態で観察される場合がある。

このことからまた**記憶された表象**の変容を良く理解できる。こうして表象の記憶が，言語や頭に浮かぶ表象と喚起された事実の間に，複雑な自動的つながりを介入させる。たとえば，古い知識について問われた人はまず，《キューヌ Cune……》という綴りの口頭の形で，かつて知っていた人の名前が浮かんでくるのを感じる。この時に名前はいかなる思い出も喚起しない。数時間後，このことを思い出すように要求すると，この人は驚いて，意図的に言い方を換えてこの名前を思い出すが，《キューヌ Kühn……》に変形している。言葉の，この第二の口頭表現が，意図的に思考の中に導入されるやいなや，その瞬間に，その人物の思い出や関連するすべてが浮かんでくる。言い換えると，かつての体験された現実と言語からのイマージュ形態との間に生まれる思い出は，ここでは感覚器官と口頭的イマージュと関連する人物の間の自動的に

作られたつながりから構成されるのであって，ただ単に異なった綴りの聴覚的表象だけで構成されるのではない。一つの実例として，関係する人物と直接つながりのない，言語の聴覚的イメージだけの場合は，その人とは切り離されており何の喚起もない。もう一つの実例では，思い出されるある人に対応する別の言語形態の選択は，かつて確立されたつながりをよみがえらせ，即座に過去に体験した現実を再び出現させる。このように，イメージ構造とそれらの言語の表象の間の，自動化され条件づけられたつながりに少しでも損傷があると，その人の言説と行動に影響を及ぼす可能性があることは容易に想像できるが，いわんや，他の思考の要素が伴えば，言わずもがなであろう。したがって間違った口頭形態の表象は，正常な言説でも，病理学的言説でも，不適切な構築を誘導する可能性がある。

　したがって，自然言語だけで確立された推論は，必ずしも現実を説明しない。推論は迂回し，現実をゆがめ，あるいは想像的形態で現実を再構築することがある。知覚された形態のみに基づく論理は，反省的思考（思考の動きの反省，論理的なつながり，もっともらしい仮定など……）によって提示される幅広い可能性はないし，素朴な論理は，すぐに限界が明らかになり，目指す対象の意味をゆがめる可能性がある。反対に，感覚的，反省的そして言語的思考のまとまりは，一つの様式から別の様式へ，そして相互にフィードバック（前向逆向）の環を形成しつつ，検討される対象のよりよい理解を確実にすることができる。

　このような事実から，知識は，最初の感覚的認識を乗り越えるために，知覚される現実に基づくと同時に，確立された論理的連鎖を生じさせ表現する口頭のイメージにふさわしい言語に基づいていることも明らかになる。多くの例を挙げることができる。たとえば，間違った，人を欺く，さらに変態的な推論が日常茶飯事の日常生活でもそうであるし，病理学形態の構成においてもそうである。したがってそれは，精神的表象をゆがめる可能性のある不安／苦悶の緊張の負荷された表象か，あるいは構造化されているかいないかにかかわらず妄想性精神病的表象である。

　それゆえ，言語と精神病理学との間の対応は，これらの概念を考慮する必

要がある。このように障害によっては，観察者の視線には隠されたままである場合がある（軽度神経症，隠された抑うつ症）。一方，その他の場合でも反対に現実よりもずっと重く見えるものがある（たとえば，非定型躁－うつ精神病の疑似－統合失調症の外観）。そして，もし言語機能が緊密に精神障害の形成に加わり，それが習慣的な表現様式であるとしても，だからといって障害全体を解釈できるわけではない。後者の基礎構造に関する研究は，その理解だけではなく，この結果に使用される知識の様式についても考慮すべきである。

　それゆえ最終的には，言語活動あるいは行動のみに限った排他的アプローチを疑ってかかる必要がある。観察される現象について可能な限り全体的な視点に頼ることが適切である。なぜならば，思考と言語は同時に，そして相互に作用し合うからであり，それらは一貫性なのか，あるいは多少なりとも重要な分離なのかを示すからである。したがって，それらの共同活動の偶発的変動を考慮すべきである。

　支離滅裂な言説，あるいは先験的に非常に理解しにくい言説では，病理学的でない場合，慎重に検討すると，現実の意味を確かめることができる。これはつまり，批判的思考を犠牲にして言語に本質的基盤を置いたまことしやかな推論，ある人が現象的な現実の表象だけについて推論する時に同じ人が体験する内的な矛盾，同じ言語と同じ言葉を使用するにもかかわらず，発生する個人間の無理解，それらの瞬間と環境の影響による信念の多様性と流動性などである。

　より繊細な同じ問題が提起されることがある。したがってさまざまな交換の間に，口頭の言説が徐々に思考に対して支配力を強めていく場合，対立，さらに明らかな矛盾が発生することがある。その時言語は，意図的であろうとなかろうと思考を変形させ，その意味を変形させ，逸脱させ，さらに用語の本来の意味を失わせることになる。その時，個人的あるいは社会的な思考システムの意味の弱体化倒錯のプロセスを実現させ，その逆転が社会的帰結をもたらす。このプロセスは，今日，さまざまな分野で大きな広がりを見せ，

本能的，情動－感情的，個人あるいは集団の知性的，審美的，あるいは倫理的行動に関係してくる。

　これらの制御に欠陥のあることの明らかな精神障害の場合，このような事実はさらに強調されて現れる。したがって，この操作思考と言語の間の機能的な分裂は，奇妙な様相を帯びる。その時患者は，衝動，制御されない自動症，想像的な構築に身を任せる。そこでは，予定外の行動と確信が突然現れ，操作思考，言語的言説，あるいはそれら二つの変質を示している。

　一般的に，ここで強調したいのは，言語とその言語が表現する思考との間に存在するつながりの研究により，障害の表現と形成において，それぞれのかつ絡み合った役割が明らかにできる。生きているシステムに関する環的回路のフィードバック（逆向前向）の特性により，言語機能の自然発達の病理学的変質はすべて，根底にある思考システムの混乱を反映するだけである。同様に，逆もまた同じで，すべての言語機能システムの損傷はもっぱら，それを使用する思考システムの発達に影響を及ぼすだけであることは，臨床的に確認されていることである。

第3章
精神病理学における思考と言語の役割

◉ 概要

　精神活動と言語活動は，古今を通じてさまざまな形で理解されてきた。まず，言語というコミュニケーション手段から人類を特徴づける統合的活動として自然に感じとられた。次いで，古典的臨床医らにより，病理学的思考と言語表現の形態が区別され，二つの側面から検討された (40, 43)。ジャネも，個人の発達における言語の発現以前に知性を位置づけた (33)。ごく最近では，カルドンが構成主義的情報科学の観点から，思考と言語を二つの共同活動的の下部システムとして研究した (14)。力動的観点もまた，初めは形成の単一の同じシステムと考えられる。つまりその形成は，内部と外部の刺激の影響を受けて徐々に対になって二つの下部システムへと変化していくが，異なった仕方で進化をすることもある。

　それゆえ，精神医学における言語の役割を思考の役割との関係によって明確にしたいならば，結局それぞれの機能と，双方を結ぶつながりをはっきり区別することになる。ところが，精神障害も見たところ言語に著しい変質があるわけではなく，また言語が検討される現象的現実を変形させることもある。それゆえ，これらのつながりは変化に富み，あらゆる可能な組み合わせ形態を考案するように仕向けるので，この役割を検討することはきわめて重要である。これは次のような事実に対応している。つまり，構造は類似しているが，テーマの異なる変動する障害を観察できるのと同様に，あらゆる可能な中間形態を伴う，流動的でしかも形を変え得る構造を持った類似するテーマの障害を観察できるのである。

　いずれにしても，精神障害を伴う患者の診察という状況を前にして，観察

者は図式化を余儀なくされ，これが経験的データをゆがめてしまう危険がある。実際，便宜上，主観性と客観性の区別はよくあることだが，ましてや患者の体験と観察者の客観性となると，この二つの姿勢の境界は明らかに複雑で流動的であるので，区別はそれほど容易ではない。

　事実，患者も観察者も，システムの脱制御以外に，類似するか，あるいは隣接した二つの建築学的精神構造を持っている。脱制御が始まる時，患者は自分の体験を重視するのに対し，観察者は障害を分析するために操作思考を優先しがちである。しかし，必ずしも，患者が一切の客観性を排除し，観察者が一切の主観性を排除するわけではない。したがって両者の関係は，複雑な相互作用となり，そこで患者の病理学的思考が観察者の操作思考に出会うことになる。だからといって，思考と言語ははっきりと区別できず，それぞれの主要な役割を識別できないと諦めなければならないだろうか？　臨床医学はこうした不確実性を回避しようとする。

　つまり，図式的に言い換えると，最も深刻な症例では，患者の思考を動かすポテンシャル・エネルギーは，混乱した言語に環状に反射し観察者に示される。観察者のポテンシャル・エネルギーは，操作思考を動かし患者の思考を言語や行動を通して分析するので，その結果，患者の思考に変化をもたらす可能性があり，これは患者の外部の言語活動すべてについても当てはまる。

　このように，患者の思考は言語に影響し，患者本人によって示される。つまり，患者はすべての言語の外的作用を捉えるが，外的作用は患者の思考に影響を及ぼしやすい。それゆえ，思考と言語のそれぞれの役割は，混同することなく明確にすべきである。病理学が明らかに正常な言語を保持する単純な思考障害にすぎない場合や，あるいはその両方を示していることもあるからである。次に，私たちは言語を，思考の機能不全の表現として取り上げ，次いで，これら機能不全の要因として取り上げることにしよう。たとえそれらの相互作用が常に明確に区別されるとは限らないにしても。

1－思考と言語のそれぞれの役割

　前項で見たように，それぞれの役割は，錯綜しているので区別が困難である。したがって，それらの評価にかかわる可能性のある要因を明確にしよう。これはありふれた問いかけに戻ることになるが，しかし先験的にはまったくわからない。言語機能は，チョムスキー N. Chomsky が主張するように，主に思考のために使われるのだろうか？　それとも臨床医学は特定の状況においてこの考えを否定しているのではあるまいか？　あるいは，機能言語学の流れに基づいて，アジェージュ C. Hagège が考えるように，特にコミュニケーションに役立つものなのか？　しかし言語が思考を変容させて病理学的思考を再び活性化することもあるので，必ずしもそうとは限らないのではないか。言語にはこれら二つの機能が結びついているのか，それとも提起された問題が複雑で，明白な答えが出る見込みがまったくないのか？

　これらの問題を解くために，伝統的なデータに焦点を絞った通常の臨床的対応により，さまざまな解釈が可能となる。しかしながら，思考と言語のそれぞれの役割は，障害の形成やそれらの交流を基に評価することができる。事実，精神医学では，思考と言語の下部構造を活気づけるエネルギーの流れは，病理学的思考の運動を表現し伝達するのに役立つ外的表象と，これらの発展に寄与する内的表象の両方を通して同様に現れるのである。

　いずれにせよ，言語だけですべての精神障害を表すことはできないはずである。言語と思考には共通の活動があり，それぞれの活動のかかわり方は，観察された症例によって多少とも特有な支配的な形で関与する。

　しかしながら，この共同活動は，精神病理学のさまざまな面が示しているように，精神システムの機能的統一性を表す，環境要因や情動－感情的刺激，あるいはまったく理性的な刺激の圧力を受けて，変容され，さらには亀裂を生じ，さらにはさまざまな段階で破壊されたりすることがある。このような分裂は，言語機能と思考の相補性をまったく取り除くわけではないが，観察者に対して，言語によって表現される思考の統合された動きから理性的・抽象的発展を示したり，あるいは言語により引き起こされたものとも考えら

れる。

　臨床的現実ではまた次のことを思い起こさせる。つまり，言語と操作思考を利用して行う精神障害の下部構造の分析は，起こり得る差異，対立，矛盾の評価が含まれ，それによる反対関係論理として，それぞれに見合った論理が含まれていることを思わせる。

　したがって思考と言語の操作的意味は，この二つを結びつける感覚的および合理的なつながりの性質と関係によって変わる。これらのつながりは時おり，新しい思考の流れを創造さえできるほど非常に緊密なまとまりを見せる場合もあれば，反対にかなり曖昧になって，頻繁に幻想を引き起こしたり，さらに著しく変わりやすく体験の突然の変化をまねくこともある。

　── 言語が論理的思考と密接なつながりを保っている場合，思考の新しい流れの創造に関与することができる。ニコラは，古代ギリシャの算術と幾何学に基づいた数学史において代数学の誕生 (72, 73) [15] によりその一例を示した。

　精神医学では，思考と言語の間のこうした一貫性が，同様に，体系妄想のような構造様式の均質な病理学的構築に導く場合がある。さらにこれは一部の科学者の妄想で見られるように，時には現実との区別が難しいこともある。

　── 言語が主に感性的および類推的アプローチに依存している場合，その操作的価値は不確かで，しばしば不十分である。このような条件の場合，思い違いをしてはならない。この場合，表現やコミュニケーションに不可欠な言語の使用は，しばしば体験や私たちを取り巻く世界に比べると近似的であ

---

[15] したがってこの著者は，古代ギリシャ人は算術と幾何学しか考慮に入れていなかったこと，しかし，算術は数，幾何学は図形を対象としているため両者の間には亀裂が存在していることを指摘している。代数学が誕生したのは9世紀になってからであった（アラビアの数学者たちによる）。代数学は先行する二つの形式の間で浸透し発展することで，先駆者たちと対話し，未知数の計算を可能にした。ところで，セム語には思考を簡略化して抽象的な形成物にする《代数化》の傾向があることは明らかである（マシニョン L. Massignon）(73)。このように，人類が言語の特性のおかげで，より新しい思考形態を出現させるまでには何世紀をも要した。記号《x》が代数学的思考の実践を容易にしたとはいえ，これが表れたのははるか後の16, 17世紀であり(72)，ここでも思考と言語の相互作用が際立っている。しかしながら，代数学の発展におけるこの言語の素質的役割があったとしても，思考運動のゆっくりとした成熟の役割（口頭および筆記言語のおかげ）を無視することはできないであろう。

ることが最も多い。すなわち，言語機能は常に思考の意味を完全に反映できるわけではなく，これが単純化によって，誤解を招く可能性がある。ここから，しばしば患者についての誤解，さらには観察者間でさえ誤解を生じる。

精神医学ではしばしば，《時間－空間的失見当識》という表現でありふれた説明が用いられ，これが精神錯乱の本質的要因のように見えるが，この病理学それ自体を明確にできるものではない。実際この表現は，最初のおおよその見当に使われるがまた限界もある。この専門用語は検討される現象の複雑な現実を喚起させるには曖昧すぎる。現実には，この用語を使用した途端に，出来事に関連する反省的，主観的な他の思考の動きを同時に，次いで新たな論理的なアプローチを検討せざるを得なくなる。時間における主観的見当識の喪失が，体験されたこの現象の理性的批判を伴うことは良くあることである。その時は詳しい説明が必要であろう[16]。

── 言語はまた合理的思考とのさまざまな関係を保つこともある。したがって，採用される論理のタイプにも考慮する必要がある。

同一性や，「0」と「1」，矛盾律，排中律に基づく古典的論理学は，言語と思考を区別し，共同活動的であるにもかかわらず二つの異なるシステムとみなすように仕向ける。

反対関係に基づく論理により，両者は識別可能となると同時に，遭遇する状況に応じて，一部を対立させるかあるいは接近させることが可能となる。障害を命名することを可能にする。言語はまた，その形成と進化において可

---

[16] 物理学者クライン E. Klein が指摘したように，時間という語は，主観的時間であると同時に客観化可能な時間，さらに場合によりその統合的偶発性に向かっている (36)。すべてが適用する観点による。主観的時間の場合，意識の統合能力である体験を表す。つまりここで話者は，体験する中心要素であり，体験を過去，現在，未来という語を用いて表現する。客観化可能な時間の場合，この語は個人に対し外的な物理的関係を思い起こさせ，前，中央，後という異なる語を用いて表現する。また物理的観点においてはさらに複雑なものになる！　実際，これら各観点は，精神的機能のさまざまな統合に対応している。第一の観点は感性および類推に依存し，体験の統合に対応する。第二の観点は，抽象の領域に属し，個人に対し外的な関係の統合に対応する。両者は互いに補完し合い，また図では方向を指す射（矢）として示される。したがって，時間という語はその違いとその意味作用の完全性を明らかにするため，前もって考察する必要がある。それゆえ，その通常の言語活動的側面のみを援用していると，見当識障害に結びつく主要な変質が感性的または合理的理由に拠るものかどうかはわからないのである。

変的な役割も果たす。すなわち，必ずしも主観性は客観性と対立せず，さまざまな方法でこの二つを相互に補完する。これは生来の思考と言語の共通の根に送り返すとともに，これらが環境要因との接触によっても発展し，これが両者を差異化し，それぞれの役割をより良く理解することを可能とする。

　こうして，言語と思考はお互いのつながりがあるにもかかわらず，それぞれが別々の発展をとげたという仮説を検討することができる。たとえば思考を表現する言語に優先権を与えるとしても，だからと言って，精神システムを二つの異なる機能システムに分けるべきであろうか？　それとも，システムの拍動や観察者の全体的な方向づけによって，分割し再び結合し得る一つのシステムと考えるべきであろうか？　この解釈の違いは，単に言葉の上のものだろうか？　この問いかけは重要である。なぜならば，結果は類似していても――二つの形成の共同活動があるにしても――概念の方向性は一致していないからである。したがって，これら二つの仮説は，言語を使用する思考との統一性を犠牲にして，本質的に言語に基づく認識システムが十分でないことをはっきり示している。しかしながら，第一の仮説は必ずしもあらゆる状況において，常に現実との合同を追及することを意味するわけではない。それは，観察者の教育的習慣，自動性，選択，意志による。第二の仮説は，システム自体の自己制御の性質に結びつく中心的制御を強要する。この場合，観察者は，検討対象を明確にすることを目的としている場合，必ずこの規制を考慮しなければならない。

　言い換えれば，言語が思考の制約から逃れれば，自立して発展することになる。その外的表現において，言語はコミュニケーションを混乱させ，その混乱を拡大する。その内的表現では，思考の自動性の方向付けと合目的性をゆがめる可能性がある。これら解釈の違いを超えて，このことは言説と，それが表現する現実とを混同してはならないことを示している。なぜならば，ちょうど臨床医学や今日の社会的流れの傾向，あるいは革新的であろうとする思考が示すように，場合によっては言い逃れや間違いが生じる可能性があるからである。

　精神医学の実践では，このことは基準論のように，言葉で示される表面的

な記号のみを優先する思考システムの限界を物語っている。あるいは同じく，精神分析のように，口頭によるデータや想像的表象にのみ基づく，力学の思考システムについても同様である。これらの理論は，観察される現実に対してある程度有効ではあるが，明らかに間違いの部分があることも認めざるを得ない。

2 − 言語，精神機能障害の表現

　精神障害は，それを内的に生きる患者において，また同時に障害を検討する観察者との外的な関係によって，言語により表現され，この言語は象徴的意味の表象と言葉により，感性的，知的体験を表している。

a）神経症の分野において

　考慮すべき第一の点は，神経症的障害のさまざまな型は，患者の体験や行為の変容を示しているとしても，通常，患者の精神的表象や判断の根本的な深い変質を意味しない。これらの障害は，本能−情動的重圧と精神的表象の間の自動化したつながりに本質的に関係している。第二の点は，観察者にとって，検討される障害とそれを言い表す命名との関係である。

　不安／苦悶はそのありふれた例である。それにより，考慮される対象には特有の緊張が加わり，この対象に面した人の態度が変わるが，だからと言ってその対象の意味づけは変容しない。しかし，この障害の意味と名称は学派により異なる。すなわち，学派によっては，体験される不快感はある時は不安／苦悶という言葉，ある時は不安／心配という言葉で表現されている。これら二つの名称が，伝統的なフランス学派により区別されたことについて簡単に触れておこう。その語源に従い，不安／苦悶は自律神経にかかわる身体的不快感のことであり，一方，不安／心配は精神的不快感を表す。この緊張は，胃の重圧感，胃の苦しさ，胸を引き裂かれる感覚などと，いつもほぼ同じ感覚を持つ隠喩的な身体的表象を伴っている。これらの感覚は自律神経機能障害に随伴し，障害とともに消える。

フロイトは，同じ障害を多少とも同義である，激しい不安／苦悶と不安／心配を同時に含んでいる《angst》という言葉を用いて示している。これら二つの語はその後，アメリカ学派により異なる症状ではなく，両者ともパニック発作や全般性不安／心配の自律神経症状を伴う，異なる形成に属するものと考えられるようになった。その後，異なる現象を同一の単語で表したり，同じ現象を異なる概念や言葉で表すという誤解しか生じなかった。

身体的転換においては，患者は，その身体とその機能的部分を通して緊張を表現する。緊張は，興奮様式（神経発作，知覚過敏など）あるいはうまく制御されていない抑制様式（不全麻痺，知覚麻痺，失声……）で緊張を表現するが，口頭による言語形態自体は変質されない。苦しみはここで，苦痛の主観的表象を示す身体的《言語》により表現されるが，その半面では正常な口頭の言語を使うので，患者は，身体的と考えられる障害に対して，驚いたことに普段と変わらない様子で話をすることができるので，《まったく無関心》であるかのような印象を与える。

恐怖症には，言語活動的テーマについてみると，一見数々の異なる形態，さらには対立する形態が存在する。たとえば，空虚な空間と密閉された空間に対する恐怖症は異なる表現がされるが（広場恐怖症と閉所恐怖症），両方とも同じ病理学的構造と考えられる。ある対象あるいは状況に対する決定や行動の表現はここでは抑制されるが，障害の対象そのものについては触れられることはない。その上，しばしば患者は，恐怖が直接の根拠はないのに追い払うことができないことをわかっている。恐怖症のおよそ100のテーマを思い浮かべてみると(45)，それにもかかわらずすべての恐怖症は，同じ思考の自動症の機能障害に基づく同じ力学的モデルによって示すことができる。恐怖はすべて，不安／苦悶に陥れる緊張作用に反応し，対応する行動，さらには判断の発動の調整を伴う抑制を引き起こす。たとえば，広場恐怖症で，患者が道路を横断することができないとすれば，その恐怖症の表象は変質することはないが，病因性の不安／苦悶を引き起こし，患者は自分の行動の異常

を認識する。

強迫観念にも同様の問題がある。強迫観念のテーマは，どんな表象でもあり得る。これは，自分自身のコントロールおよび観念を遠ざける能力を抑制する不安／心配と結びついており，いかなる症例においても，同じ精神機能の脱制御の機構に対応する反復回路と考えられる。しかしながら，強迫観念の対象または反復行動の言葉による表象は，それほど影響を受けない。患者は自分の行為がばかげていることは十分知っているが，そこから逃れることができない。それゆえ，精神システムの自動化された機能不全の表現様式は，反復様式では混乱するが表象そのものではない。ここで言語は障害のタイプに密接に依存していると同時に，そのテーマでは変わりやすいが，単純な形態に保たれた患者の判断には影響しない。

しかしながら，悪魔祓いを伴う**強迫精神神経症**の場合，状況は明らかに多少異なっている。なぜならば，不安／心配が判断を混乱させ始め，誤った確信を生じさせるからである。たとえば，汚れを理由にまったく根拠なく何度も洗浄する場合である。

いずれにせよ，失声症や精神障害に関連するこれらの形態を除き，神経症性障害においては通常，患者の言語活動に変質はない。

b）精神病の分野において

言語と思考の自然な関係としては，精神病の場合，すべてに当てはまるわけではないが（特に妄想性パラノイアの場合），言語と思考が同時に損傷を受ける可能性があるので，明らかに異なってくる。この場合，もはや自動症だけに障害があるのではない。思考システムの統合作用により，表象の意味，それらに関する判断，その結果としての構造が変質する。言い換えると，自動症の変質はもはや身体的組織のレベルの間のつながりだけではなくて，全体的制御やそれぞれのレベルに対する自動症の産物もまた関係している。したがって，体験や表現された表象の意味が変質される。

たとえば，いわゆる**感情性**（興奮やうつ状態など）**精神病**，または**構造喪失形態**（精神錯乱，妄想突発，統合失調症）において，テンポと表象の意味，またその構造は，システムの力動的混乱によって思考と同じ理由で混乱を受ける。

　また，**興奮形態**では，思考と言語活動のテンポは加速し，混乱を受ける（話の飛躍の言語）。抑うつ形態では逆に，思考と言語のテンポは減速し，抑圧され時には無言症に至ることもある。平行して，表象の意味やその結果である構造の意味が損傷を受ける。すなわち，富，偉大さ，権力というテーマによる興奮状態での陶酔であり，怠慢，貧困，罪悪感を伴ったうつ状態における悲しみ，苦しみである。

　しかしながら，表象の意味作用と，それと対をなす判断が深く侵されても，患者は一見普通の言語を保っている場合もある。このように，観察の際にその人には思考を制御することができる隠れた半興奮状態にある反面，過剰な行動に身を委ねる（無分別な買い物，周囲との破廉恥な関係，反社会的行為）患者がある。また一方，自殺を考えながら，おおよそ普通に話をすることが可能であり，自殺を実行してしまう患者もいる（**仮面うつ病の予想外の劇的な結果**）。

　構造喪失においてもまた，言語と思考はそれぞれの特異性とそれらの関連性に変質を受ける。表象のテンポ，意味，構造が混乱する。このように，**精神錯乱**では，表象の結合が緩み，基本的な覚醒度が損傷され，患者は空間や時間の座標系の失見当識に陥り，判断力を失う。一方，患者の表象は，もはやその時の現実には反応しないが，最初に記憶され変形し夢の中のイマージュに似通った表象の根底から再び突然現れる（夢幻症）。**多形性妄想突発**でもまた，あらゆる方向に爆発する発言の解体，現実感を失った表象と対をなす時間－空間的失見当識，幻覚を伴う症状が見られる。いわゆる**統合失調症の形態**では，精神システムの不調和が表れ，言語と思考，両者の関連性，そして患者とその思考の関連が，別々にまたは同時に変質することがある。こうして，患者は思考に頼ることができなくなる可能性がある。時間－空間の不一致により，二次元のうち一つ，または同時に両方が変質する可能性がある。

この不一致により行動や談話の連続性に支障をきたし，表象の意味を混乱させ，両価性や対立などを生む可能性がある。このような患者は，同じ主題について二つの反対関係の論証的思考発言を短時間に交互に繰り返す。こうして本能，情動，精神的総合は現実と合わない形で表現される。思考の分裂が，さまざまな組織レベルの間でみられ，さらにはその組織の中に発生する。

このように不調和の特殊な形態では，情動－感情レベルと知的レベルとの間で分裂を示し，それは，かつてミンコフスキーが《病的合理主義》と呼んだものである。ここでは，言語は合理的であろうとする談話の基盤として，比較的保存されているように見えることがあるが，その意味は混乱している。意味は感覚的や情動的体験への参照はまったくなく，誤った仕方で空回りしている。これにより，判断や行動の重篤障害を伴う，意味の変質した構造が生まれる。これに関し，数名の著者は一見正常な論理と言語を維持しながら，病理学的，反社会的な行為を犯す可能性のある一部の患者の無関心な様子について示している。たとえば，私たちが刑務所で観察したある若者の例がある。彼は両親を殺害したが，その理由を説明できなかった。一見正常に話し振る舞っていたが，この悲劇を言及しても驚くほどの平静を保ち何の感情も示さなかった。

重度な形の言語の変質は，**分裂言語症**に見られるように，シンタックス，文法規則，語の意味やその形態さえも消滅する。談話および思考の構造の損傷として説明される。言語活動的分裂と言語的反復を伴う運動性常同症（上半身の絶え間ない揺れ）の傾向のある患者の観察の例を示しておこう（《ガリア人はセーヌ川を侵略した，セーヌ川とオワーズ川，セーヌ川とマルヌ川，1，2，3，4，5，ガリア人はセーヌ川を侵略した……》）。

妄想において，体験された感情は言語が表す異常な行動を伴うことがあるが，患者はその意味の誤りを訂正しようとはまったく考えない。例として，ある女性は綿棒を鼻に，マッチを耳に詰め，病院の中庭を散歩していた。彼女が言うには，迫害者の放電から身を守るためであるという。このように意味および談話が変質すると，体系化されていない妄想を引き起こす。

また，**想像妄想**の場合のように，最も基礎的な常識を欠いた溢れ出す想像に陥り，もはやその表象をコントロールできない患者の談話についても同様である。次の女性患者がその例である。日中は普通の生活を送っていたが，夜にはその地の中心部へ素晴らしい旅をした。イタリアの洞窟に入り緑の生い茂ったホールを見つけて，朝になるとパリの自宅に戻っていた，と周囲の人に語った。彼女は自分の話に何の疑問も抱かず，これらの出来事について驚くほどはっきり語った。このように日中の覚醒意識の変動は，現実とはもはや何の関係もない驚嘆すべき出来事をそのまま受け入れる結果，表象の氾濫となって現れたのであった。

　他の妄想形態として，混乱した発言の意味と，保持可能な一見論理的なこの発言の構造の間に，判断の障害を引き起こす病理学的句切れが起こる。これが**パラノイア体系妄想**である。患者は一見首尾一貫した発言を保つことがあるが，間違った判断や自分の過大評価の結果，その理屈は明らかに現実に適応しない。

　幻覚は，操作思考と同様に言語にも起こる。幻覚はこの意味でより複雑であり，幻覚が精神病理学の《要石》とみなされたのももっともである。テーマに関する表象は，しばしば空間および／または時間的体験の構造喪失を伴い，体験される時間－空間は，客観化可能な時間・空間から《離れて》現れる。観察者にはそれらの幻覚が，異なる多数の性質を持った別の世界のことのように映る。現実とは適応しない，神経学的次元の単純な病的感覚表象と，情動－感情性を負荷されて構築され投影された表象と並んで，秩序あるまたは無秩序な——現実に対して常識外れの——表象が存在するが，これは患者が完全に固着している実際には存在しない現象を示していると考えられる。したがって，精神システムの建築学的構造全体は，生物学的基盤，体験される時間－空間的組織から，思考を構成するさまざまなレベル，そしてそれらの構成要素の多種多様な統合可能性にまでに及んでおり，これが現実と分離した言語によって表現される。

　要するに，これらの精神病的形態で，言語と思考の変質はしばしば対をな

しているが，しかし必ずしもそうとは限らない。このように，言語は思考の変化の進展を表し，そしてしばしばそれ自体も明らかな混乱をきたす。しかしながら，思考とのつながりは一つの形態から他の形態に変化する。言語は，分裂言語症的分裂形態に見られるように，混乱し，場合によっては破壊されていることもある。または反対に，パラノイア型の体系妄想では一見正常であるような状態に保たれることもある。

c）臨床的結果

したがって臨床は，言語と表現された障害には多様な変わりやすい関連があることを示している。両者は密接につながっていることもあれば，そうではないこともある。それらの変質は，さまざまな精神的組織（神経症）に関係する自動的つながり，あるいは精神的組織内でのつながりの影響，およびその全体的制御（精神病）にもっぱらかかわっている。したがって，神経症的状態や切り離された精神病的状態，あるいは逆に両者が組み合わされた状態，さらには片方からもう一方へ移行する状態のことがある。このように同一の表象が，異なる，さらには変化する思考の流れを表象することがあり，また異なった表象が同じ性質の現象と考えられることもある。

観察者にとっては，言語とその概念化の間の関係についても同じことが言える。古典的精神医学における障害の命名がこのことを明らかにしている。したがってこのような命名は長い間，学派および環境要因により異なっていた。これらのことが原因で，同じタイプの障害に複数の名称が与えられ（たとえば，クレペリンの《空想作話性パラフレニー》とデュプレDupréの《想像妄想病》），あるいは異なる病理学的現象に同じ名称がつけられるという結果を招いた（たとえば，アメリカの研究者たちは，昔の若者の破瓜病，精神錯乱，多形性妄想突発，フランスの研究者の慢性型幻覚性精神病，非定型躁－うつ精神病などを一括して統合失調症とした）。そもそも学派によるこれらの違いは，観点の多様性を払拭し，より科学的な観点から統一しようとして，基準論のような共通の解決策を見出そうとした。しかし，不幸にも，その言語とそれを示す障害の差異，採用される基準の意味の違い，それらの統合の多様

性は考慮されていなかった。障害をより良く見分けようという試みにもかかわらず、この基準論的概念形成では根本的問題を解決することはできない。

問題は、言葉の意味と示される障害の構造化様式との関係から提起すべきである。たとえば、神経症性状態で見たように、恐怖症と強迫観念は言語と結びついた多様な主題によって表現されることがある。言語は、これらと同型の障害については同じ主題と関連し得るが（たとえば広場恐怖）、実際は異なる病理学的構造と考えられたのである（恐怖症の場合のある《対象》に立ち向かうことに対する拒絶、強迫観念の場合の表象の絶え間ない反復）。さらに、これらの形態は流動的になり、一つの形態からもう一つの形態へと変移することがあるが、それによって、病理の精神力動的可動性と基底のエネルギー領域の多様性が明らかになる。

3－言語、精神機能不全の要因

言語と思考の共同作用から、基底にある言語活動の損傷が、精神障害を引き起こしたり、再び活性化させたり、維持したり、進行させる可能性がある。この時、言語は単なる障害の表出ではなくなる。以前の研究においてすでに報告された観察が示しているように、二つの機能が共存して、病理学的思考の形成に直接作用する要因となる。

a) 神経症の分野において

病理学的緊張は表象や言語と結びつくことで、その言語は過去の心的外傷の状況を喚起するだけで、**不安／苦悶**がよみがえってくることがある。一方、この反応を逆に、病理学的緊張を取り除くために患者に不安／苦悶体験を引き起こした状況を再体験させることにより、精神療法的カタルシスに利用されることがある。

身体的転換においては、外からの言語の刺激は、情動的影響を介して、敏感な患者の調整要素の動揺を引き起こし、言語活動の機能障害を引き起こし、障害の表現そのものとなる。たとえば、あるオペラを愛好する男性は、夜仕

事から帰ると有名なアリアを歌うことを日課としていた。ある夜,彼の発声練習に耐えられなくなった妻はいらだって,突然彼に止めるように命じた。その効果はすぐに現れた。彼は声が出なくなったのである。彼の失声症は治療の甲斐もなく何カ月も続いたが,ある日催眠状態で再び歌うことができるようになった……しかし,この効果は短期間しか続かず,心的外傷の表象は存続し,その不安／苦悶から自宅に帰ると声が出なくなった。

不安／苦悶はまた,イマージュの作用,表象により拡散することもある。それらのイマージュや表象は,多少とも類似した意味を持ち中継としての役を果たす。したがってさまざまな神経症的状態に見られる,意味の類推による不安／苦悶の拡張的反応が生まれる。

恐怖症では,たとえば,広場恐怖症における空虚のイマージュから不安／苦悶の重圧が,類推的に他のイマージュに伝播することがある。たとえば橋を渡る,階段を降りる,塔に上るなどである。閉鎖された空間とは反対のイマージュについても同様である。人混みの中に閉じ込められるという不安／苦悶の感覚は劇場や交通機関だけでなく,ある観察された症例ではテレビに映された潜水艦の映像でも起こったのである。これらを表現する言語による表象は,このように不安／苦悶を媒介し思考調整の役割を弱める働きがある。

強迫観念では,不潔についての内的言語表象が,調整を妨げる不安／心配の作用により現実に同化されることから始まる――その時表象は,誤った恐怖に基づく妄想の芽生えを促し,防衛行動(手の洗浄の反復)をとらせる。これが昔から知られている古典的な《接触妄想》である。このように表象は思考システムの統合障害を表すだけではなく,表現する内的言語により障害を再活性化させ維持し,こうして強迫観念による習慣が作られる。

b) 精神病の分野において

精神病的形態でも同じ現象が見られることがある。

たとえば**躁的興奮状態**では,時おり一語発しただけで,すぐに複数の言葉

の突発（通常多かれ少なかれ自動症，音声的類似，または条件づけにより単語同士が関連づけられる）を引き起こし，興奮が再発する。逆に**うつ状態**では，不安／心配を引き起こす言葉が患者の体験をより苦痛なものにし，苦痛を再び呼び覚まし，そして不安／心配を引き起こす状況の悪化を促し，さらには妄想的な発言を助長することがよく見られる。

混合状態でも，言語と思考システムの差異と共同活動性が同時に認められる。ある分析によると，障害を負った精神的組織の異なるレベルによって対立する機能不全が存在を示すことになる。その時，言語の進展は情動－感情的体験の進展とは異なる可能性があることを示している。たとえば，言語漏出は不安／心配性抑うつ的行動と対を成している可能性が十分にある。

構造喪失の緊張病的形態では，言葉によるコミュニケーションを取ることのできない硬直や見かけ上の死の状態の患者が，初歩的であっても発言の意味をしっかり感じ取り，それによって内的に反応することは十分にあり得る。これは，内在化された言語体験が存在することや，非言語的コミュニケーションの可能性を思わせる。たとえば，私たちの部門で扱ったある緊張病の患者は，神経弛緩薬による治療を受けていたが，言葉のやり取りはおろか筆談に至ってはさらに困難であり，最低限の言葉の交換さえ不可能であった。しかしながら，彼女は時に質問されるといくつか単語を発することができた。ある日，回診の最中に《バックbac》という言葉を思わせる音を発した。これが何を意味するかについて調べていると，患者の母親から彼女は音楽家ではないが，音楽を愛好していたということを聞いた。そこで，私たちは試しにバッハ（バックBach）のフーガを聞かせた。驚いたことに，この若い女性は音楽のリズムに合わせて拍子を取り始めたのである。これをきっかけに，リズムを介したコミュニケーションが始まり，日常的に音楽療法を試みる機会が生まれた。そして新しい音楽のリズムを介し，反復して接触を築くことで，身振りによるコミュニケーションを段階的に発展させることができた。次いで情動－感情的反応を生むために，母親の訪問を徐々に繰り返し取り入れて，母子間の

コミュニケーションの回復をすることができた。このようにして言語的接触を繰り返すことで精神的再構築が，段階的になされた。数週間後，以前からすでに施されていた神経弛緩剤治療によって，症状は目覚ましい回復を見せた。この少女は正常な言語と行動を取り戻した。さらに彼女は学業を再開し，その後就職するまでに至った。したがって，この観察では，思考機能については言語ではない言葉（ここでは音楽）が有益な役割を示すものであり，これが家庭や社会における人間関係の段階的な回復を助けたのであった。

　妄想の場合でも，特に迫害妄想では，ある名前，音，または会話を耳にするだけで妄想をよみがえらせたり引き起こしたりすることが知られている。すなわち妄想確信にとらわれた患者は，単純な感覚的または観念的類似の影響を受けて，たとえば，第三者によりまったく違う意味と類似する単語が発せられるのを聞くと，それを説明し正当化し豊かにしようとすることがある。
　たとえば三人が絡んだ妄想のケースがある。悪魔に迫害されていると言っていたある女性患者であるが，その妄想は，やはり彼女の妄想のある息子が家の上の階で引きずっていた鎖の音によって，引き起こされたのであった。彼女は教会から出る時に耳にした聞きなれない強烈な音（実際は近所の子どもが爆竹を投げた音）により確信を得たと主張していた。さらには，彼女は夫にこの妄想を信じ込ませるに至り，夫は妻のことで来院した際，結局妻の言うことに間違いはないと思うとはっきり述べた。彼は家の建物の配管から聞こえる音が，直接の証拠になり得ると信じていた。この妄想により，夫はすぐに《彼に取りつく悪霊》から逃れるために家を出てしまった。

c) **臨床的結果**
　それゆえ，精神機能不全に見られる言語の役割を考えると，それらを命名し，分類し，治療するために診断を下すだけではなく，またその深部の構造化も考慮するべきである。また逆に，もしこの構造化がより基本的な形で現れることがあるとしても，だからといって，言語活動の表象が果たす重要な役割を忘れてはならない。

したがって知られている例として，かつてバリュック H. Baruk の示した統合失調症診断における《破壊的予後》がある。この用語は当時多くの者にとって不可逆的慢性状態の意味があるとされた。それゆえ，臨床医は精神障害者の観察においても治療においても，多大な識別力と慎重さをもって対処しなければならないので，言語に関する決まりきった態度は観察者に罠を仕掛け，患者に弊害を与える危険性がある。

　したがって，思考と言語との合致に関しては，いくつかの保留条件があるはずである。思考と言語の差異はとにかく，患者とその周囲の人々とのコミュニケーションにおいて無理解と誤解を生じさせる可能性がある。これにより誤りのあるやりとりが生まれる。この差異はまた，精神医学の知識体系はまとまっていても限界があることを説明している。その理由は，現実と十分な一致がないままで，それらの言葉と表象のみに基づいているからである。このように，たとえ正当化されるものであっても，推測による概念形成には現実の抵抗があることを説明できる。すなわち，一見正しいと思える仮説と，不十分な結果や効果の無い治療結果との間に，しばしば観察される不一致の理由が説明できる。

　結論として，もし図式的に考えて，思考が言語に先行して出現し，言語が思考の発達の基盤となって助け，こうして螺旋状の環を形成しているとしても，現実は精神病理学においてははるかに複雑であることは明らかである。

　したがって思考と言語の関係は，患者にとっても観察者にとってもさまざまである。言語と結びついた精神的表象は確かに病理学的思考と対をなし，その思考を厳密に表現する。しかし，常にそういう場合だけとは限らない。これらの表象はまた，同じ型の障害であっても異なることもあれば，逆に，さまざまなタイプの機能不全に共通することもある。これらの表象は，病理学的変化と対をなしていることがあるし，あるいは初めのテーマの意味は同一であるにもかかわらず，同じ一つの病理学的経過中に変化することもある。このように，表象はしばしば言語と病理的思考の間の不一致を示す。

　それゆえ，精神病理学において，表象による言語と，介入する思考の変化

の関係には，いかなる一般的法則も存在しない。それらのつながりは病理学的性質，さまざまな患者，その時の諸状況，さらには生まれたつながりによって異なる（また観察者に関しては学派によって異なるので，DSMが援用される）。ある時は，思考の動きの影響が，特に精神病において，表象の役割を支配しているように見える。またある時は，言語が，病理学的形成，さらにはその進行にも影響し，病理を引き起こす役割を果たしているように見える。いずれにせよ，それらの関係の変動性は，それぞれの構造と全体構造の可動性を示している。

　それゆえ，この問題を解くため，先立つ臨床医学的データを考慮すれば，次のようにみなすことができる。すなわち，言語は操作思考と共通の力動から生まれ，その一つの結果であるが，自動症の影響を受け，それ自体創造された自動症の影響下で進化することもできるし，思考との間に形成されたつながりから思考に影響を与えることさえもできる。それゆえ，思考から言語を区別し，そのそれぞれの影響を評価することが不可欠である。

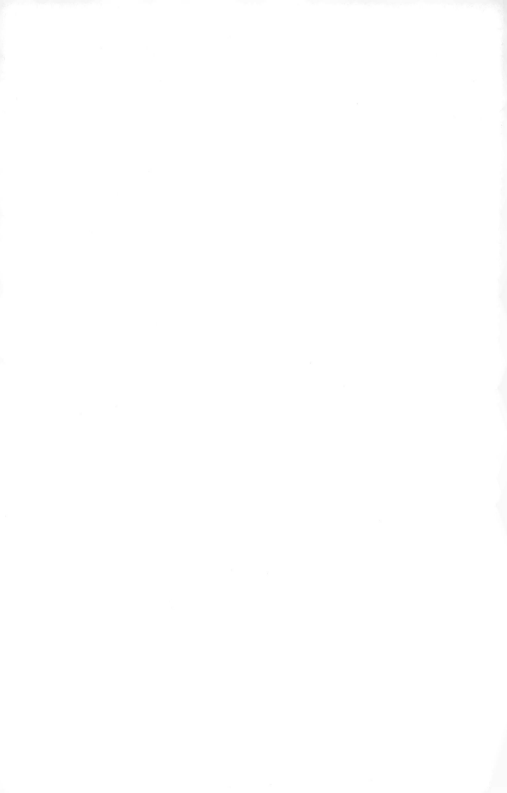

第III部
精神障害の下部構造の表象

◉ 概要

　精神障害の表象は，外見上の形態だけでなく，内容，つまりその下部構造にも関連しており，新しい接近の内容を含んでいる。この表象は，その障害に固有の性質，下部構造だけでなく，また観察者が採用する観点，アプローチや思考の型にも左右される。さまざまな尺度によるさまざまな表象の可能性をただ一つの観点，排他的アプローチ，あるいは前もって定められたたった一つの座標系に還元しようとしても何の意味もないので，さらに掘り下げた秩序だった多様な接近が適切であろう。その時，障害は考え得るさまざまな表象の下で，同じエネルギーの内容を表すことができる，なお，このエネルギーは内的あるいは外的緊張や多種多様な集中の影響により絶えず変化しているといえる。

　したがって表象は，観察者の観点によって変化する。目に見える形態やその内容の変質の重要性，およびそれらの関係が，二つの種類の障害（神経症と精神病）の解釈に役立つ。また，システムの支配的特性が，異なる表象を検討する方に導く。このことは，システムのエネルギーの膨張あるいは衰弱，等質的あるいは異質的行動についても同じであり，それらは，興奮，抑うつ，構造喪失といった異なる形態へと観察者を導く。

　システムの組織レベルの考え方が必要となる。なぜならば，行動の反射的性質は，感情的動揺，情動的確信，知的行動とは異なるからである。たとえこれらのさまざまな様式が，互いに統合され一つのシステムを形成するとしてもである。支配的かどうかにかかわらず，病因となる役割と，環境の重要性の概念もまたそれを補足する。その結果，レベルの概念は構造化の概念，統合の概念，コミュニケーションの概念，規制の概念を伴い，システムの建築学的構造を検討することが必要となる。

　これらの形態とその内容もまた，さまざまな方法で互いに関連し合う精神の流れの多様性で構成されて現れる。精神の流れのネットワークはこのように構成され，そこでは一部の集中が明らかに支配的であり，内部・外部の刺激の度合いによって変化しやすい。

　これらの流れは，一つの構造的な全体の描出に役立ち，その全体では，一部の要素が他の要素に含まれて現れ，あるいは徐々に生み出され，機能的構

造の**集合および部分集合**の概念へと導く。

　これら複数の機能構成もまた，無数の仕方で互いに結びつくエネルギーの流れに依存しており，相互にコミュニケーションを行い統合化する**圏**としての意味を持つ変わり易い，あるいは凝固した構造を構成するに至る。

　人工思考システムの機能不全との類似性がまた，特に思考の自動作用によって，考察される障害の支配的機能特性を際立たせ検討を促す。

　最後に，それ自体エネルギーの流れを形成する**身体特性**について検討することも可能となる。

　このようにして，観察者には**さまざまな思考の型**が作られていき，それらのさまざまな思考の型は，精神システムの機能不全を支配する特性の解釈に役立ち，他の研究分野に存在する既存モデルに対応する。

　このような接近の利点は二つある。一方では，このアプローチは，内的あるいは外的刺激の影響で著しく変動するシステムの支配的かつ不変的な臨床特性に基づいている。他方では，自然現象の厳密な理解の知的基盤であるいくつかの論理数学的理論として知られる概念に遭遇する。

　こうして，すでに確認されている古典的臨床概念と，絶えず発展する論理的，数学的，技術的概念とが合流する，新しい表象を提案することが可能となる。その上，明らかにされた障害特性は，観察者が取り入れた座標系の結果として現れる。それによって，これら表象の統合は，そうしたさまざまな座標系の統合の結果でもあることが明らかになる。

　採用されるさまざまな座標系が互いに補い合い，はまり合い，あるいは連結し，多種多様な尺度で新しい多様なパラダイムを形成し，精神障害の複雑性，多形性や力動性に一層うまく接近することができる。

　その結果として，精神医学の新たな展望が生まれる。限られた数の明確に定義された精神障害から，エネルギーの流れの広大な景観が出来上がる。このエネルギーの流れはそれらの多種多様なつながりによって，次のような無数の形態を示すことが可能である。すなわち，伝統的臨床では未解決の，発展途上の診断的課題についてはいえないにしても，古典的な形態はもちろんのこと，それらの影響範囲や時に起こる変容まで示すことである。

第1章
精神システムの建築学的構造

　神経精神システムは，一定の年齢まで発達を続け，さらに一定の可塑性に従っている。このシステムを空間的に解釈すると，異なった機能的層と多様なつながりにより理解できる。それらが，システムの内側と同時に外の周囲環境からの力によって神経精神システムに流動的形態をもたらすのである。

　したがって，その構造には絶えず相互作用する複数の組織レベルが含まれるが，これらの組織レベルは観察者の基準によってさまざまである。このように，この構成は，精神システムの理論上の多様な空間的表象を生み出してきたが，これらは局所論と呼ばれ，歴史的には区別されてきた。

　直接見分けられる構造の前に，それらの下部構造を明らかにするためには，ますます洗練された新しいアプローチと思考の型が必要になる。そうすると，臨床領域でのある種の質的な形式化や，既知の古典的障害とは異なるモデルの形式化が生じる。

1－精神病理学的着想に基づいた局所論

　最もよく知られているのはフロイトの局所論である。第一の局所論は無意識と前意識と意識の概念に基づいていた。それに対し，第二の局所論は重ね合わせられるものではなく，エスと自我と超自我の概念に基づいたものであった。

　それ以前に，ジャネがすでに意識と下意識を区別していた (31)。彼はまた，フロイトのいう実体としての「無意識」の概念を批判した。意識下には複数の力動的レベルが存在することを主張したのは理由がある。

今日では，人工意識のモデル化に取り組むコンピュータ科学者であるカルドンが，フロイトの第一局所論における三つの審級（無意識，前意識，意識）を取り上げ，知能と人工意識に関する独自の力動的概念を確立した。

いずれにしても，異なる組織レベルの概念は，特に，意識現象と非意識現象を区別するさまざまな観点に共通しているように見える。

2－論理数学的考え方に基づいた局所論

すでに示したように，これらの最近導入された局所論では，精神的組織レベルの概念は学際的観点から取り上げられているが，それぞれ異なった構想によっている。

たとえば，**集合論的観点**では局所論は，精神システムの支えであり，神経科学により立証されている，さまざまな神経学的形成に支配的な精神的機能やつながりを大まかに示している。したがって，私たちは，単純なバーチャルな枠として，身体－本能レベル，情動－感情レベル，および知的レベルで構成される尺度を採用した。これらのレベルはそれ自体がさらに下位レベルに分けられる。たとえば，知的レベルは，精神的表象，観念的自動，および精神的総合を含んでいる（141頁，図14を参照）。それゆえ，この概念は必ずしもフロイトの局所論と矛盾してはいないが，より直接的に識別的な解剖学的・機能的観点につながる。

複数の圏とそれらの間にできた無数のつながりを説明する**圏論的観点**では，より洗練されたレベルの理論に頼るところは，重なり合い統合されたバーチャルな層という観点につながる。

カルドンの**構成主義的情報科学的観点**では，フロイトの第一の局所論を思わせるさまざまな組織レベルが採用された (59)。この場合，構造化は，徐々に寄り集まって相次ぐレベルで集合体の寄せ集めを形成する相的作因［訳注：構成主義的情報科学的理論の概念で，人工知能のソフトウェアの働きの部分的要素を示している］に基づいている。この著者の考え方を臨床診断法に類推的に当てはめてみると，臨床において，最初の数週間から乳幼児に見られる行動と言

語の芽生えの図式的結合に結びついていることが容易に理解できる。すなわち，第一段階は本質的に身体－反射活動に対応しており，基本的機能要素の構成や記憶された要素の支えとして現れる機能の構成に対応する。第二段階は，この最初の記憶を構造化する選択的段階である。これは多量の外部情報を内的表象を通して表現することが可能であり，最初のフィードバック（前向逆向）の環を形成する。第三段階は，特に乳幼児の食物摂取の欲求に対応する段階であり，感情の発生につながり，新しい環の形成に役立つ。第四段階は，乳幼児の志向と言語の発達段階で，組織的記憶へとつながり，こうして，前段階を包み込むもう一つの環を実現し，システムをより複雑なものにする。その後はシステム全体と言語とのつながりは多少なりとも安定して密接なもので，思考システムの合理的発展に関与する。

　これらのさまざまな面は，精神的システムの発達におけるさまざまなバーチャルなレベルに相当し，これらの段階は，それぞれ異なってはいるものの，互いに密接な関係を保っている。そして，たとえ組織レベルあるいは精神的審級の面で図式的表象を提供することは容易としても，構成されるさまざまな形態の境界は，心理学的トポロジー指標であろうと神経精神的トポロジー指標であろうと常に明瞭であるとは限らず，ましてや固定化したものでもない。そのため，前トポロジー空間に言及するように仕向ける。

3－前トポロジー空間

　これまで検討してきたバーチャル空間は，実際にはかなり曖昧で，常に変わり易い。組織レベルによって異なる精神的審級の位置測定は，それぞれの統合様式を図式化するのによい利点があるが，この様式は変更していけないわけではない。

　実際には，統合は，新しい構造の出現と関係がある。これは，エネルギーの中枢から発せられたエネルギーの流れに由来し（生物学的レベル），身体レベルに対応する流れ，次いでこれらの流れが言語の構成要素を引き起こさせる一点に集中する流れに収束する。こうした移行は非連続的に行われ，レベ

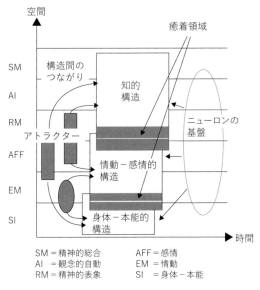

図11　諸々の構造の近傍

ル間に見られる飛躍は検討する必要があると思われる。しかし，これらは主題によって動き，変わり易い段階的統合に対応している。その上，形成された構造は，システム内外の制御因子や環境要因の作用によって違った形で造形される。したがって，私たちは，カルドンと共同で，ロボット工学における機構との関連づけにより，いかにバーチャルなレベル間の空間をより良く理解できるかを示した (58)。この可動性は前トポロジーにかかわるバーチャル空間に固有のものであり，そのためにその後おそらく，一部の精神障害の異型性，相互の移行，流動性，さらには連合・変換が起こり得るのである。

このように，臨床では，制御不全によるさまざまな構造は，異なる近傍，さらには流動的近傍様式によって互いに接着するが，また個人によっても異なっていることを示している (6)（図11）。

前トポロジー空間がどのようなものであれ，組織レベルでの図式化によってさまざまな質的モデル化が可能になる。これらの質的モデル化は，同じ知

られた一つの精神障害に関して,基準思考の型が洗練されるにつれて相補しながら互いに統合することを可能にする。

したがってこれらの表象は,理論的なエネルギーの下部構造から,さまざまな思考型に従って形成される仮説的下部構造にまで及ぶ。

第2章
精神的流れの
ネットワーク

　精神障害の下部構造の問題に取り組むにはいくつかの方法がある。この基礎構造は長い間，主として感性的類推的アプローチによる解釈的様式に基づく精神分析の研究対象となってきた。またこれは，精神機能画像の飛躍的発達とともに，より厳密な技術的方法のテーマともなってきたが，神経生理学的基礎に限られている。さらにまた，他の学問分野の論理的アプローチを用いた，臨床的および学際的方法も行われている。これは，はっきり異なる要因の介入が考えられる。

　したがって，これら精神障害とその基礎構造の客体化可能な時間－空間枠は，採用されるアプローチの型に応じて異なって理解される。障害の全体的な概念は通常，二つの次元の世界に基づいている。すなわち，対象化可能な空間（形態）と時間（進展）である。それはまた，三つの空間的次元と，やはり客体化可能な一つの時間性の次元を考慮することも可能であり，これにより異なるモデルが生成される。

　構造解析は，さまざまな様式や座標系に従って行うことができる。それは，システマル法がやっているように，精神障害をより明確にできる集合論的論理の様式 (47) によるものである。なおこのシステマル法は，さまざまな構成要素を結びつける単純なつながりや複雑なつながりの論理的分析により，対立を考慮する圏論的数学理論に由来する接近を実現する (50, 53, 55, 57)。その他に，精神システムの機能不全を構成するエネルギーの流れと情報の流れを考慮することによる，情報科学の構成主義的モデル化 (60) を伴う類推を用いたアプローチによっても行うことができる。なおこれらの機能不全の解析は，現在発展途上にあり，さらには神経科学的研究が示すように，基底の電磁的

要因を検討することもできる。

　そのいずれの場合も，これらのさまざまな座標系は，変化に富んだ構造を持っている，著しく変わり易い精神の流れの仮説的ネットワーク全体を対象としている。このように，精神障害の下部構造のその先まで理解することが可能になる。この場合この力学的ネットワークは，局所的かつ全体的な精神的の流れのフィードバック（前向逆行）・ループに対応する，さまざまな統合された組織レベルで構成されているように見えることを指摘しておこう。その時，精神障害は，精神的な流れから出現し，あらゆるレベルでの局所的および全体的な力動的混乱とその変わりやすい様相で表れている。

　この仮説によると，臨床医は，精神システムをもはや内に向かって閉ざされた個人のシステムというよりも，環境に対して絶えず開かれ，再編し続ける力学的なシステムとして理解すべきである。ある構造化された様式に組織されたエネルギーの流れからなるこのシステムにより，情報は局所的かつ全体的な動的な環によって循環することができる。それゆえここで，精神障害の下部構造により提起される問題は，こうしたネットワークの中で機能障害をもたらし易いさまざまな要因を追跡することになる。

　これらネットワークは，人間が自由に使えるエネルギーの蓄積から生じる流れ全体によって構成され，一定方向に導かれ，統合され，自己制御され，他律制御されて，システムに情報を運搬する形態や構造をもたらす。これらの形態は個人やその人の社会文化的環境によって異なるであろう。

　それゆえ，それらの検討には，その形態を人に固有の精神システムの構造化による位置づけと，そのエネルギーの変動や基底にある神経単位の力学を考慮しなければならない。

1－精神システムの構造化

　以上のように集合論的システマル法の概念においては，精神システムは異なる組織レベルで構成されている。これらのさまざまな組織レベルは，互いに交差し，強化しあい，あるいは対立し合うことで，拡大あるいは抑制され

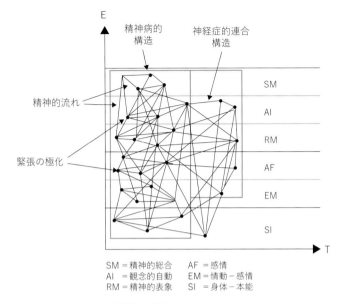

図12 精神のネットワーク
連合した精神病的および神経症的構造

る多数の流れからなっている。これらは多種多様な結び目やつながり，発展途上で生成される基底の神経−機能形成でできた動的ネットワークを構成するが，それらの働きは，絶えず再編成されている。このようにして形作られた組織レベルは，さまざまな（本能的，情動−感情的，知能的）機能に対応し，これらがシステル法の開発を促したのであった。

これらのネットワークの内部で，制御を引き起こすエネルギーの凝縮が形成され，局所的および全体的な機能の環の形成を果たす。これらの制御に影響を及ぼす緊張が，精神システムの環の中にエネルギーの分岐を引き起こし，全体的な均衡に作用する。このように，カルドン（61）とともにすでに示したとおり，精神機能障害は現れるのである。

こうして生成される力は，作用を受ける組織レベル，個々の緊張の進展，調整能力，および文化的環境との相互関係によってさまざまである。この概念に従って神経症や精神病の構造が形成され，それらは互いに変化し，さらに連合し，そして連鎖していく可能性がある（図12）。

2 ネットワークのエネルギーの変動

　エネルギー保存の原理に従い，精神的流れのネットワークの一部がエネルギーの変動をこうむると，拮抗する作用がすぐに起きて，均衡を維持しようとする。それゆえ，それらのネットワークにより形成される構造は，一定の限界の間を揺れ動く著しく流動的なものである。形成に寄与するつながりは固定されたものではなく，変化を引き起こす原因ともなるが，しかしこれらの構造は，それらの機能レベルで起こる事前にプログラムされた機能に対応している。

　このようにシステムの均衡は，対立的かつ相補的な流れの全体的な抑制によってもたらされる。これは同時に，システムの内的な場，それらの多様なレベルや環境と関係がある。過度の緊張感がさまざまな原因によって現れる場合，局部的そして全体的制御の反応を伴っている。そして，それらの制御が均衡を取り戻すのに十分ではない場合，精神的な建築学的構造のいずれかのレベルで生みだされた不均衡が始まる。これらの分岐が介入して精神障害を生ずるが，このような力学的な特性の結果である。

　したがって，システムの内的そして外的な緊張の無数の要因が，これらの機能不全の原因として介入する。同様に，固有の機能的法則をもつ大脳機能の根底にある多様なニューロン形成の役割も介入する。

3 ニューロン基質の力動

　カルドンについて見てきたように，神経基質は，システムの情報を保持している精神活動の流れを直接に条件づけるのではなく，その支持体である。その結果，精神的流れと精神システムに固有の建築学的構造の間につながりが生まれ，それを明確にする必要がある。

　神経精神的な力学と確立されるそれらのつながりをよりよく理解するために，ゴンドランM. Gondran，デュボアF. Duboisや私たちは，すべてのシステムに固有のニューロンの流れの習慣化と神経過敏状態に共通した原理を取

り上げた。この問題に関して，神経科学は，この複雑な活動が多様な機構によって示されることを想起させる。すなわち，シナプス内の神経伝達物質の放出，古典的条件づけにおける前シナプスの促通，後－前シナプスの逆向性メッセンジャーの放出，長期的な分極，シナプスの可塑性，そしてそれに続く皮質地図の可能性……である。これらの機構はまた，モジュレータ・ニューロンの役割を介在させる。興奮を助長するニューロンもあれば抑制を助長するものもある (8, 17, 35, 70, 76)。

このようにニューロンや介在ニューロンのグループの活動が精神活動の基盤にある。この精神活動は，情報の組織空間の形成エネルギーの結果であることは明らかである。これらの情報は，一つの組み合わせや多種多様な連続的統合に従っている可能性がある。このように記憶の基盤は，介在ニューロンの作用に間接的に従属している（この介在ニューロンに，短期記憶の星状細胞の役割を追加しなくてはならないであろう）。エネルギーの流れの力学が，徐々に組織化されてマイクロシステム，それから思考の空間を形成する。

ギタール R. Guitart が勧める標識づけによる圏論に翻訳すると，単にそれらの関係を検討するだけで，概念的に対象の基盤から解放されることが可能となる。このように，ニューロンの結合の流れに対して，環さらには渦巻きをもつ，おそらく現実の神経精神的機能により近い，作動－拮抗的プロセス形態の表象がもたらされるはずである（図13）。

精神障害の下部構造をうまく把握するには，さらに神経伝達物質の生化学的交換を考慮する必要があろう。しかしながら，それらの一部のものが特定の障害タイプに支配的で精神薬理学的研究に成功をもたらしたわけであるが，また，観察される障害のさまざまな構造に介入してくる流れのタイプのそれぞれの特性について，組み合わされた作用，作動－拮抗的作用があることを考慮したうえで，それらの役割を検討することも必要であろう。しかしこれは，純理的な論理－数学および物理的アプローチに限定したこの著作の場を逸脱するものであろう。

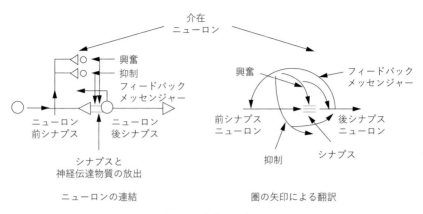

図13 神経シナプス

第3章
集合論的表象

　精神活動のシステムの建築学的構造を検討し，そのシステムを集合と部分集合の尺度で精神的プロセスのネットワークの構造として検討した後，この思考様式を精神障害に適用することを考えることができる。この様式は今日ではかなり月並みな様式となっているからまったく問題はない[17]。

　システム工学は，複雑な現象を分析するために用いられる。私たちもまた，精神医学において，システマル法と名づけた観察方法として，精神システムとその障害のバーチャルな研究を目的として利用している。

　集合論者の科学的形式化を越えて，臨床医はこれらの全体的な原理を利用して，障害の表象をわかりやすくするのに適した思考の型を構成することができる。このようにこの方法は，異なった尺度の認識のさまざまなレベルにより障害を組織化することができる。得られた表象は，用いた思考の型の結果であり，障害の特性を反映し，それらについてのモデルが構成される。

　このように集合論的アプローチの特徴は，図式的に精神障害とそれらのさまざまな特性を，多様な関係の可能性を考慮しながら，集合と部分集合に再編成することを目的とする。このアプローチによって，精神障害の目に見える雑多な形態は，共通の不変的な特性が喚起され，力学的プロセスにより均等化されて再編成される。この不変的な特性は，相互にそれぞれ違った形に統合され結合される。この時このアプローチは，観察される障害の質的モデルをもたらし，この障害に関して首尾一貫した，合同の，均質な再形式化を

---

[17] 論理と数学においては，《一つの集合は，一定の特性を有し，それら同士，あるいはその他の集合の構成要素，特定の関係を有する可能性のある複数の構成要素から形成される》ブルバキ N. Bourbaki.Théories des ensembles（集合論）．T I．(Le Robert)．

提示できる。

この後で私たちは，それらの最初のデータを，精神的流れとそれらのつながりの概念を援用しながら，どのように豊かにするかについて検討しよう。

1－システマル法的アプローチ

その他の概念（特にサイバネティックスの概念）の中で集合論的アプローチは，システマル法を生み出した。これはすでにこれまでの私たちの研究で何度となく言及してきた (46, 47, 53, 55, 57)。この方法は，このアプローチの中心的原動力の核であるので，ここで簡潔に復習しておこう。

すでに，長い一連の比較および差異分析により，精神的組織の多様なレベルを区別することができた。すなわち本能的，情動的，感情的，知性的などの区別であり，それらを階層化してきた。私たちは，これらの集合との関連づけにより，新たな基準尺度を導き出し，システム障害の観察をよりよく組織化することができた。

この尺度は，大まかに言って，人間の神経軸や大脳の神経解剖学的および生理学的発達の階層化を喚起するので，操作上の尺度であることは明らかである。このように身体－本能のレベルは，この場合，自律神経系と関係があり，さまざまな器官の機能を支配し結びつけ，中枢神経システムを補完している。その他のレベルもまた，さまざまな大脳形成のより特異的活動との関係がある。すなわち，脳幹，大脳辺縁系を伴う視床および中心灰白核，脳葉，前頭皮質であり，これは神経心理学の研究対象である。

それゆえ，精神システムのバーチャルな表象は図式的にいって，身体－本能的，情動的，感情的，知能的などの，多様な部分集合からなると考えられる。知能的部分集合はそれ自体，いくつもの下位の部分集合，すなわち精神的表象，観念的自動，そして精神的総合に対応する（図14a）。この表象はまた，多様な自由エネルギーのさまざまなレベルにも対応し得る

しかし，この尺度もまた環境の影響を考慮する必要がある。それゆえ，一つの集合全体を構成するこれらの多様なレベルは，もう一つの周囲環境の集

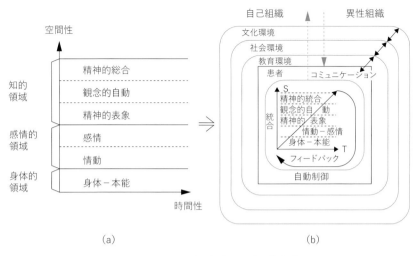

図14　システマル法の観察の尺度と構成単位

合に統合されることになり，それ自体も複数のレベルに統合される。すなわち，教育環境，社会職能別環境，文化環境のレベルである。したがって，精神システムのバーチャルな表象は，それを構成する組織の個人的尺度と同時に，それを取り巻く多様な環境の尺度に依存する現象の相互作用に対応している(46)。個人はそれらと絶え間ないコミュニケーションを行い相互関係にある。この尺度の統合が，システマル法と呼ばれる方法に固有の観察基準を構成している（図14b）。

　構成された多様な集合と部分集合の研究は，それらのコミュニケーション以外にも，それらの統合化とコミュニケーション，すなわち数多くの局部的・全体的なフィードバック（逆向前向）の機能回路，自己制御回路および他動制御の回路の対象であることを示している。

　このような構成単位に基づく障害の表象は，確かにきわめて図式的であり，記述的でもあるが，しかしすでに，内的構造化の芽生えを表現し，理論的に組織のさまざまなレベルを活性化する流れの無数に考えられる組み合わせの検討を可能にする。いずれにせよこの表象は，もはや精神病理学を，症候学

的にかつ疾病単位による固定された形態で認識させるものではなく，精神的制御不全の異なる統合レベルで，また流動性と変容の可能性に対応する力学的形で捉えることができる。それによって，この表象により，臨床医の診断や治療は障害の変化に即して行うことができる。

したがって，この基準の構成単位に基づくデータの集合は，数多くのさまざまな障害を統合された力学的構成要素で示し，しかも可変の表象を提供できるが，時にはすでにこれまでの研究で見てきたように，変換が可能である。ここで私たちは，すでにこれまでの著作で幅広く展開したこの方法の数多くの臨床的適用については再度取り上げることはしないが，これらの適用は，精神障害，それらを構成する内的機能，そして場合によっては力学的疾病学の源となり得る組織の表象を変容させる。

したがって精神障害は，精神システムの内在的な構造のさまざまな統合の産物として，また環境との相互作用の産物として考えられるようになるが，それぞれの構成された機能的構造に対して，またシステムを構成する構造の集合に対して，調和的な目標を有するシステムのエネルギーの統合的圧力としても考察できる。

使用される方法は，またサイバネティックスの概念からは遠いが，障害にフィードバック（逆向前向）の環の推進力をもたらし，それがそれぞれの機能的構造や全体と関係のある自己制御を生む。したがってこの方法は，自動生成しながら生き残ろうとする生体システムの発達をはっきり示しており，特に，それまでに形成された機能的構造を基にして仕上げる言語システムを出現させる。このように，これらの機能的構造は，自動制御された一般的な自動症と環境的刺激から生み出され，社会文化的に異なった形態を生み出す特異性を付与する。そこから，同じ一つの思考を表現するために，さまざまな言語活動，多様な言語が現れる。こうして生体システムは人間の形を取るが，自己調整された自動症の長期間に及ぶ連続性に依存するばかりではなく，構成主義的情報科学によりしっかり検討されたところでは，誕生からすぐに前もってプログラムされたエネルギーの特異性にも依存する。これらのはっきりした特性は，このシステムの中に起源からすでに含まれている情報を備

える，バーチャルなエネルギーの特性の間接的な反射にすぎないのである。これこそが，生体系に，特に生き続ける人間本質的特異をもたらすのである。

したがって，精神病理学は，精神自動症の変質，それらの予めプログラムされた統合（ここから遺伝因子の役割が生まれる），発達段階で獲得した変質だけではなく，環境的影響にも依存する。

その時精神障害は，外見的な形態だけでなく，直接，身体－精神的系と環境，それらの統合，それらの全体的な環のさまざまな組織レベルで起こる可能性のある制御不全の結果として考慮されることになる。

2－モデルの種類

ここで私たちは，精神障害の集合論的修正の試みから引き出すことができた数多くの多様な機能的モデルを再度取り上げるつもりはない。単に，その重要性を喚起するにとどめる。

思考の回路を十分に理解するために，新たに最も初歩的な例から始めよう。すなわち，**不安／苦悶**と**不安／心配**の大雑把な表象の例である。これらは両方とも病因性の緊張（機能的要素に相当する）を示しているが，システムの異なったレベルで表現されているのである。

古典的なフランス学派によれば，私たちが見てきたように，不安／苦悶は優先的に身体－本能的レベルに関するものであったが——伝播により——情動－感情的レベルおよび特別な意味があるとされている精神的表象にも関係している。また他方，不安／心配は知性的レベルに関係していた。しかし，これら二つの状態は結びついており，一方が他方を生み出す可能性がある。

大雑把だが集合論的な表象は，このような状況を説明することができる。すなわち，集合（身体－本能的，情動－感情的および知性的）そして部分集合（自律神経系，情動性，感情性，精神的表象，観念的自動，精神的総合）に示される組織のさまざまなレベルを援用することで説明できる（図15）。

このようなモデルは，大雑把ではあるが，——組織のレベルを考慮することに役立つ——不安／苦悶と不安／心配の相違，それらの偶発的自律性，そ

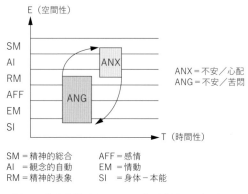

図15　集合論的見方による不安／苦悶と不安／心配

れらの連合の可能性，それぞれの生成とそれらの構造を表象することができる。その上，すでに指摘した集合論的観察法を利用することで，このモデルと他の要因との間に創造される可能性のあるつながりを理解することができる。その結果，不安／苦悶と不安／心配に基づく障害の多様なタイプを形成し（転換，恐怖症，強迫観念など），さらにまたその他の機能不全の様態を指摘することができる（興奮，抑制，構造喪失など）。

したがって，このような記述的で機能的モデルは，特に環境的要因を介入させることで，より大きく複雑なモデルに組み込むことができるので，さらにきわめて複雑な病理学を多様な内的相互関係で示すことができる。

3－集合論的アプローチの特徴

しかしながら，システマル法とその集合論的アプローチの重要性は，論理的に，利用する建築学的構造の限界に密接に関係する限界を含んでいる。それゆえ，さらに説明する必要がある。

a）重要性

　このアプローチは，障害に組み込まれたさまざまな構成要素，制御，相互作用を考慮するもので，精神障害の構造的アプローチで，評価できる初めての力学的近似法である。

　改めて繰り返すことになるが，このアプローチで，さまざまな障害の構造的構成要素をよりよく見分けることができる。すなわち組織のレベルを分析することで，それらを構成するレベルの統合を説明でき，障害の内部と外部の流通を明確にすることができる（特に，さまざまなレベルの間の交流，そしてさまざまな環境を伴ったコミュニケーション）。このアプローチにより，それぞれの障害を際立たせる，フィードバック（逆向前向）の環，自動制御，そして他動制御の理解が容易になる。それによって，この概念形成は，精神病理学の構造的研究への入り口を開き，新しい識別の可能性，そして治療活動のよりよい標的化を可能にする。最後に，このアプローチは，精神障害の複雑な現象の研究を確実に豊かにする，学際性を開くことになり，同時に，観察者が採用する座標系を洗練することができる。

　したがって，このアプローチは，精神障害の構成要素の相互作用を絶えず再検討し，その結果障害の流動性と変容をより明確にすることができる。また，障害の表象を，それを構成するプロセスの間のつながりを利用することにより，さらに洗練することができる。

　精神障害領域のこのような考え方は，よく利用できるものであり，障害の力学的機能的側面を強調するのに役立つ。目に見える記述的表象は，このアプローチにより，一連の比較分析および微分分析により，抽出された不変の機能特性に基盤を置いた力学的表象へと移行する。それによって，このアプローチは，症候群と疾病単位に固定された比較的古典的見方を超えて開示することを可能にし，機能的不変性に基づいて作り上げる力学的モデルを提供するように刺激する。同様に，障害の影響領域と変容の可能性を探索するよう仕向ける。このように，それらの基盤となる部分，つまり，病因的緊張やそれらのいろいろな投射，興奮要因，抑うつ要因，構造喪失要因などをよりよく理解できる。

そこでこの利用者は, 機能的モデルの全体を作り上げることが可能であり, 一つだけの記述的面を越えた観察が容易となり, 力学的であると同時に構造的となる。それによって, この作成の仕直しは, 精神障害のますます洗練された力学的な分析を可能とする。

たとえば, 個人の尺度に的をしぼった, 不安／苦悶と不安／心配の現象のこのような表象は, さまざまな組織レベルに働いている病因的なエネルギーの緊張に対応している。それは障害に関係するレベルを一挙に示して区別し, それらの関係, 流動さらには起こり得る変容を明らかにする。しかしながら, すでに見てきたように, 教育的, 社会職業的そして文化的な全体にまで組み込まれる。したがってそれは, 不安／苦悶と不安／心配の原因と影響により, この構成単位の特定の部分集合と, 大なり小なり特別のつながりを確立することができる。

最終的に, この観察基準から, いろいろな神経症的状態を表すことが可能となる。神経症状態はこの構成単位（転換, 恐怖症, 強迫観念）に基盤を置き, 密接な関係を保持しているのである。同様に, この構成単位により, さまざまな精神的環境的組織レベルを伴う精神病状態との構造的つながりを簡潔に示すことができる。

その上, 数多くの患者から得られたデータの情報科学処理を介して, 集合論的記述の利用により, 量的比較分析や量的微分分析を通じて, いろいろな障害のタイプに対するより特定の構造的力学的特性の抽出が可能になった。このように, 私たちは構造的変容が, 恐怖症から強迫観念へ, 強迫観念から妄想観念へそしてその逆も含め, 移行を可能にすることを示すことができた。精神障害を集合論的形で示すことの重要性はこれだけ言えば十分である。最後に, このアプローチは, 異なった構成対象を結びつけるつながりにより, これから圏論で検討するが, もう一つ別のタイプのより強力な座標系の手段によっている。

b）限界

　もちろん，障害の下部構造の図式的解釈は，記述的構成単位や検討されているいろいろな精神的組織レベルによっている。この図は特に，この障害とそれらの関係により，かかわりのあるレベルに的をしぼったもので，これらのレベルは精神システムの内的建築学的構成要素を示している。

　しかしながら，この全体的な面で有効なこれらの同じレベルは，表れる体験現象に限定される。すなわち，集合と部分集合はいまだにそれらの構成要素の性質に集中しており，それらに認められる境界によっている。それらは常に超集合の方向に拡張することがあるにしても，臨床的に定義される最も小さい部分集合に制限されている。それによって，形成と進展に介入するそれぞれの力学領域の相互作用が必ずしも十分に考慮されない。それらはいわば，その表象が古典的な表象と比較してきわめて柔軟で力学的なものであっても，なお諸々の体験を取り上げられたレベルに基づいて作成された形態であり，なお障害の構成要素の十分に開かれていない表象をもたらす。それゆえ，さらに表象の概念的開放に踏み込んで，それによって座標系を変更する必要がある。

c）表象に必要な開放

　議論の余地のない構造的な重要性にもかかわらず，このタイプの集合論的表象が，たとえこのような障害の全体構造と進展的な多様性，流動性そして偶発的な変容のよりよい理解を可能にするとしても，いまだに記述的なままにとどまっている。

　確かに，このタイプの表象は精神病理学の一般的機能面を示しているが，この面は基底の力学に関するより推し進められた解釈によってさらなる発展が可能になる。この場合それは，障害の力学的構成要素だけによってではなく（諸要素を全体的に構成させるプロセス），特に構成する諸々の精神的流れの間に存在するつながりの役割が強調されるべきである。それによって，障害のより詳細な認識，その進展，構成要素の流れが理解される。したがって，これらの流れが作用しているシステムの基底の層，そしてそれらを結びつけ

形成する単純なそして複雑なつながり，すなわち圏論が可能にするものを検討しなければならない。

第4章
圏論的表象

　精神障害の研究に圏論を援用することは，精神医学では新しいことで初めての試みなので，いくつか一般的概念について説明しよう。ここではまず，可能な多種多様な成果を明らかにするよりも，この理論が可能にする新しい力学的表象の論拠を説明することである。

　したがって圏論的表象により，これらの障害の前提となる表象の図式を，発展させ洗練することができる。こうして圏論的表象により，不安／苦悶や不安／心配をめぐっての神経症に考えられるまとまりに向かうことができる。また圏論的表象は，精神病的状態がどのようにして機能不全の二つの大きなタイプに集中できるかを示すことができる。すなわち，一つは，感情的構造の中心的役割に関するもの，もう一つは，精神の建築学的構造喪失の役割に関するものである。それらはまた，障害の流動性と起こり得る変容をより明確にできる。

　このように，諸々の精神障害やそれらの下部構造や内的生命を理解する場合，それらの無数の図形的表象が常に可能であるとしても，その構造化は特に複雑であり相対的重要性に属しているだろう。

1－方法論的特性

　精神障害について，精神障害の分析を正確にできるのは，全般的プロセスの組み合わせに基づくものではなく，それらを支えている力学的流れの関係性によるからである。この流れは，異なる対象の間の単純かつ複雑な結びつきによって構成されているが，このつながりは，障害のバーチャルな構造化

を示している。

　ここで，アイレンベルク Eilenberg とマックレーン Mac Lane (19) が編み出した圏論理論を詳細に説明することではないし，数学的方法を適用して，臨床への直接適用を目指すことでもない。この理論はせいぜい，観察者が障害の多様な構造化を類推的に理解するのを助け，ある程度思考を導いて確実にすることである。ギタールによれば，この理論は特に質的モデル化ができることである (27)。

　きわめて図式的に述べると，《圏論》は，それらの対象（グラフの諸々の頂点を構成する）とそれらの間に存在するつながり（射または準同形）により形成され，その本質的な概念はこのつながりを優先することである（図16）。こうして私たちは，エレスマン A. Ehresmann 教授とヴァンブルメルシュ J.-P. Vanbremeersch の記憶の変化するシステムに関する研究に注目した (19)[18]。

　この理論は，考察される対象の性質や構造がどうあれ最も多様な領域に適用できる。この理論を精神医学に取り入れることができたのは，この理論が，特にまだ十分に解明されていない不安／苦悶と不安／心配の問題に新たな光を当て，諸々のつながりとその効果的な操作からもたらされる情報獲得を可能にするからである。

　こうして，これらの障害の分析の計画はメディコープシコロジック学会 Société Médico-Psychologique (48) で報告され，次いで，この理論は，フランスに紹介したシャルル・エレスマン Charles Ehresmann (50) の在職50周年を記念して開催された数学国際シンポジウムで発表された。その後で，障害の

---

[18] これらの著者は，システムの多様な構成要素の単純そして複雑なつながり，およびいろいろなレベルにおける共同制御の役割を強調している。これらは《記憶と呼ばれるある種の内的中央記録保管所に基づいている。この記憶は，コンピュータのように硬直したものではなく，時間の経過とともに変化する状況に適応し，さらによりよく適応した行動を形成していく柔軟性があり》，新たな刺激の作用によりシステムを複雑化する。したがって，共同制御は，システムの自然階層性に対応する，水平にも垂直にも並列するネットワークに関係している。それらは，それぞれが各自の時間の尺度を有しながら，記憶に介入する。それらすべてが，生体システムにとって中心的で意味論的な記憶の再編に貢献し，遭遇するいろいろな状況において学習と適応を可能にする。この制御は，それらの著者たちにより《元型核》と呼ばれる，ある種の《一次的認識》である個人的記憶の発達に貢献する。個人的記憶は，システムの段階的な複雑化および新たな刺激の影響による新たな面の出現を促す，いろいろなつながりから生じる。

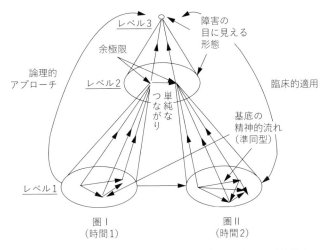

図16　記憶の変化現象（ここでは不安／苦悶）の表象の基礎的構造図
（エレスマンとヴァンブルメルシュによる）

多形性や流動性に関してこの理論をもとにさまざまな研究が行われ，これら障害の疾病単位や症候群として固定した形態は，観察され得る現実に対し，いつも適切とは限らないということが判明した。この理論は複雑であるため，エレスマンとヴァンブルメルシュが言及する記憶の変化現象の図を示すにとどめる（図16）。

したがってこの図は，精神障害の形成を説明できる代表的な表象単位の原型として考えられる。さらに，精神医学の多様な流れに拡大し，精神医学の多形性に光を当てることが可能である。このような理論を利用できるいくつかの例を手短に示す。

2－精神病理学への適用

これらの基本単位は精神病的状態だけでなく神経症的状態も関係する。

a）神経症的状態

　圏論を使用することにより，まず，議論の的になっている**不安／苦悶**と**不安／心配**(46) の問題について，より詳細なモデルがもたらされる。

　この場合**不安／苦悶**は，身体的現象により構成されていると考えられ，古典的フランス学派の見解に一致しているが，考えられる多様な構成要素を明確に示している（図17）。以下は，病理学的緊張を表す身体的不安／苦悶の二つの圏に関する例である。これらの圏は，他のつながりを介入させることで多様化できるだろう。

　この例では，それぞれの現象（たとえば，胃の膨満感）は不安／苦悶の他の身体的局面（胸部圧迫感，動悸，喉のごろごろ感覚）と結びついていること，またこれらすべての身体的感覚が共通の病因による緊張によって起こる。このように，この図で示したのは進展する一つの《圏》である。ここで，圏はさまざまな様相を呈する。たとえば，動悸，胸部圧迫感は失神しそうな感じとなるので，不安／苦悶の他の《圏》を示す。

　もちろん，他の例でもこれと同じ理論に基づく例がある。したがって，それが多数のさまざまな圏論を構成し，それらすべてが相互に結びついている

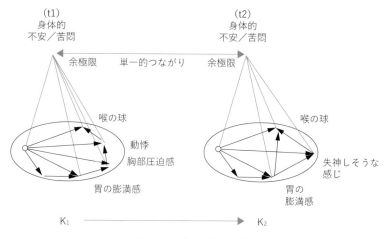

図17　不安／苦悶の圏論

ことがあり得る。

不安／心配は不安／苦悶と区別される（いつも同じ学派によるものである）。この場合，不安／心配は身体的現象ではなく，精神的現象を思わせる（図18）。

ここで，不安／心配の不安／苦悶とのつながりは，単純で直接的であり得るということに注目しなければならない。一方が他方に結びついている，または一方が他方を直接生み出したり，あるいは他の要素を介して複雑な形で成り立つ。

さらに，不安／苦悶と不安／心配の圏論的解釈により，他の組織レベルの

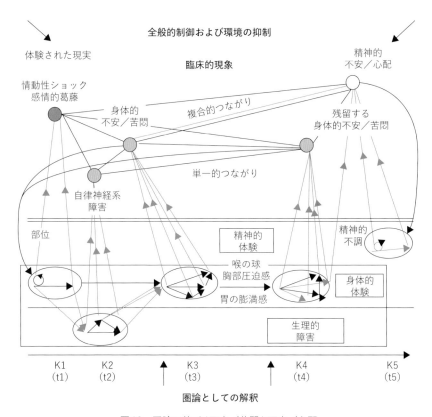

図18　圏論に基づく不安／苦悶と不安／心配

形成（身体−本能的構造，精神的表象，観念的自動，精神的総合）との間に築かれたつながりによって，さまざまな形態の神経症的状態を解釈することができる。これらの形態はさらに，他のつながりを介入させることによりさらに多様化し得る。このように，不安／苦悶と不安／心配に基づいて，精神病的状態だけではなく神経症的状態に関しても，いろいろなつながりを検討することができる。

　この場合，神経症的状態は不安／苦悶または不安／心配の原因による諸々の病理的つながりによる障害として考えることができる。これらのつながりは，中枢神経（間脳および大脳皮質）の形成に直接関係する他の組織レベル（感情的場，精神的表象，観念的自動）に拡散することになる。こうして，不安／苦悶や不安／心配は，その多種多様な統合により，より複雑な障害の基盤となる。したがって，単一的または複合的なつながりから形成される多様な構造が生じ，方向を示す矢によって示すことができる。

　このように，この基礎的でバーチャルな矢により，古典主義的な表象がその中に見出される，複雑な状況のきちんとした構成主義的表象を示すことができる。したがって，不安／苦悶および／または不安／心配とさまざまな精神的組織レベルを構成する要素との単一的および複合的なつながりにより，容認できる程度のおおよその正確さをもって，観察されるいろいろな神経症的構造を示すことができる。図式化すると，次のような全体的表示となる（図19）。

　このように，**身体−精神的障害**が感覚的知覚のレベルで，体験される障害として現れる。エネルギーの緊張が，多種多様な原因（身体的機能の変質，既往の障害との不安／心配を引き起こす類似性など）についての表象に広がる。したがって，関連する身体部位からそれらの表示レベルへ指し示される矢を使ったグラフ上に，これらを示すことができる。この矢は精神身体的と呼ばれる障害では逆向きになるだろう。すなわち，精神身体的障害は，精神的表象と結びついた病理学的緊張からそれらの身体的観点へ指し示される。緊張は葛藤，情動的ショックに由来するか，あるいは過去の緊張の無意志的記憶から生まれるものである。

第4章 圏論的表象　155

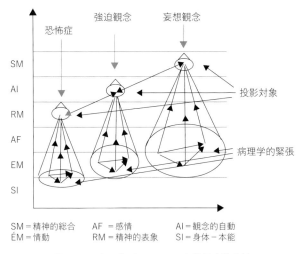

図19　圏論に基づくいろいろな神経症的症状

　《ヒステリー性》転換は不安／苦悶と機能的身体的表象の間の直接的つながりに対応する。したがって，情動的ショックまたは精神的葛藤に直接結びついたあらゆる過度の情動－感情的負荷により，特に敏感で制御されていない情動性を持つ患者は，身体および感覚的表象（知覚麻痺領域），運動的表象（仮性麻痺）の精神的表象，さらには生理的機能的表象（失声症）への不安／苦悶の固着を生じる。

　恐怖症もまた，身体的要因と精神的表象の間のつながり全体として示すことが可能であり，ここではその緊張の負荷が，患者の決定と自由な行動の実行能力を抑制することにより制御能力を左右することになる。こうして，患者は不安／苦悶の表象に立ち向かうことを妨げられる。関係する精神的表象により，多様な形態の恐怖症が記述されているが，それらの全体的構造はどれも同じである。それらのアトラクター因子，制御装置および構成主義的情報科学におけるエネルギー分岐の役割との直接的かかわりについては後述する（図23）。

　一方強迫観念は，自動的回路の制御，特に精神的表象の制御を抑制し，強

迫観念を生じさせる。不安／心配の進展と強さに応じて、異なる圏が作られ、不安／心配再発の程度に応じて、強迫観念が表れそして消える。不安／心配が反復すると、より執拗な強い強迫観念が生じる。これらの病理学的形態はそれぞれの状況に適応する矢により容易に示すことができる。身体的および精神的次元の形態の共通境界での、単一的または複合的なつながりの作用により、同じ患者でも、恐怖症から強迫観念までまたその逆の移行を示すことが可能である。

　ここでまた、これらのつながりが精神的表象についてだけではなく、他の中枢神経の形成に応じて情動的および感情的重圧とともに確立されると、不安／心配の緊張が強くなり制御能力を弱めるということに注目すべきである。したがって、患者はこの強迫観念にとらわれた思考回路の制御を妨げられることがある。この場合、周囲に順応しない時の防衛手段として、悪魔祓いの儀式を伴う強迫神経症が始まる。なぜならば、患者は正常な状況を回復することが不可能だからである。

　こうして私たちは、この多様な神経症的状態の圏論的解釈の粗描において、次第に複雑になる姿を検討できる可能性のあることがわかる。少なくともこれにより、神経症的状態の力動について、ある認識のレベルまで事実上の理解が可能となる。すなわち、どのようにして患者がある神経症的状態から別の神経症的状態へ移行するのか、あるいは患者が、不安／苦悶と不安／心配の影響で、結びついたりばらばらになったりするつながりの複合的作用によってどのようにそれらを結びつけるのか、バーチャル的にさらによく理解できるという利点がある。

b）精神病的状態

　精神病的状態は圏論の矢により表すことはが難しいのは明らかである。なぜならば、精神病的状態には多種多様に複雑に結びつく、より多くのプロセスや流れが介入するからである。しかしながら、この原理は意味をより良く理解することについては認められているが、それらの間のそれぞれの詳細に触れない。しかしそれは、圏論の矢によって機能不全の主要な二つの型を理

論的に表すことができる。すなわち，病理学的エネルギーの振幅の形態および構造喪失の形態である。これにより少なくとも，これらの障害がどのように一方から他方へ移行し，さらにはどのように相互に結合しながら発展するかをより良く理解することができる。

いわゆる感情精神病とそのエネルギーの振幅

きわめて図式的に言うと，これらの形態における使用可能なエネルギーの病理学的変容は，本能－情動－感情的レベルのエネルギーの突然の増大，または逆に，制御不能な崩壊によるものである。病理学的変化はさらに知能的領域へと拡散し，一つまたは複数の組織レベルさらにはその全体，および患者の時空間体験にまで及ぶことがあり，こうして侵されたレベルに応じてさまざまな表現様式をもたらす。

これが，部分的，全体的，混合といういろいろな形態の可能性を伴った古典的な躁－うつ精神病であり，現代では《双極性障害》として知られている。したがって，この力学的混乱はもつれた様態でいろいろな精神的構造に及び得る。すなわち，熱狂的な形を取り，あらゆる方向に噴出したり（興奮のプロセス），またはもっと一貫性のある形だが，いろいろな組織レベルの働きを鈍化あるいは消耗させ，自己消滅の欲望（うつプロセス）にまで至ることもある。

構造喪失

構造喪失は組織レベルの一つ一つまたは複数，さらには全体の特有の統合に悪影響を及ぼし，したがってその構成要素間のつながりを混乱させる。その場合，それらの損傷は多種多様な形態で現れる。すなわち時間－空間的体験を混乱させ，社会的行動，運動活動の関係，感情，観念的自動を変質させる結果，突然に支離滅裂な妄想観念，さらにはいかなる外部の現実にまったく対応しない幻覚的感覚や思考さえ作り上げる。

また，**妄想**や**幻覚**は，理論上，いろいろな組織レベルの一見異なる構成要素同士のつながりに基づいて生じると考えられる。なぜならば，それらの構成要素は，通常それらによる前述の二つのタイプの機能不全としばしば対を

なすことになるからである。この場合，実現されるつながりは，形成された構造間に存在する反響とそのシステムにより構築された体験の時間－空間性によって異なる。こうして，体系化されたあるいは体系化されていない妄想形態が，基底の精神病的力学により時間－空間性を変質したり，しなかったり，思考が表象や自動症に結びついていると確信する能力を変質し，現実と比較して誤った精神的総合に到達することが見いだされる。同様に，妄想確信と体験される空間性および／または時間性の損傷の間のつながりにより，いろいろな型の幻覚の表象が構築されるだろう（精神感覚的および精神的古典的形態）。

　したがって，分析全体が，圏論的表象の観点でバーチャル的に行われる可能性があるが，おそらくそれらの複雑性は構成主義的情報科学的な処理を利用するように差し向けられるだろう。なぜならば，これらのいろいろな障害は互いに連続し，結びつき，生成し合うだけではなく，さらに，神経症といわれる障害を引き起こす，不安／苦悶や不安／心配症状を起こす病理学的緊張にも結びつき得るからである。しかしながら，この観点が精神障害の複雑さをより精密なやり方でバーチャル的に表すことができるとしても，臨床医にとってあまり実用的なアプローチではないだろう。この観点の重要性は特に，精神障害がもっぱらほぼ無限の結合と無数の可能な方向づけにより生まれる，多種多様な流れや回路の表現であることを確認することにある。それゆえ，古典的または基準論的な観察のみによる紋切り型の治療だけに体系的に限られることがないよう，できる限り識別的であるべきである。

　要約すると，前述のさまざまな障害に，圏論の概念によって空間と時間における機能的構成要素を識別することにより対処できる。単一的および複合的な結びつきの分析は，予め保持されたさまざまな組織レベルに関与するさまざまな機能的要素を一つにまとめている。これらの分析によって，障害の内的構造，それらの複雑性，流動性，変容，および精神システムの可塑性の理解を可能とする新たな図を作成することができる。一例として，記憶の変化するシステムに基づいて，精神障害の考えられる基本的構造化の図をあげておく（図16）。

このように，いろいろな要素間のつながりに的をしぼったこの観点は，また精神システムのバーチャルな視点をもたらす。これはまた，正常および病理的な自然の機能，思考の自動性，多種多様な実現，およびいろいろな形態で精神システムを活性化する患者の内的および環境の外的エネルギーの力などをしっかりまとめている。

したがって，この思考法は精神医学では異例の理論の型を構成し，それを用いることで，病理学的精神機能のいろいろな可能的側面のバーチャルな配置を通じて生産的となることは明らかである。

3 ― 精神医学のさまざまな流れへの延長

まず，圏論は，相互に結びつけるつながりにしぼることで，どのような研究対象にも適用できるという利点があることを指摘しよう。したがってこの圏論は，それぞれの流派が他の流派に統合可能な役割を果たす，精神医学の一般的概要の検討を可能にする (54)。これは通常のやり方では表現できないことである。

実際，当初表明されたさまざまな精神医学的学派の連続するさまざまな歴史の流れは，一貫性に欠けていると思われる。これらのさまざまな学派が，多種多様な面をもつ統一のある専門分野を構成するためには，どのようにして相互に統合できるのか，先験的によくわからない。たとえば，古典主義，精神分析，行動主義，精神－薬理学，基準論などのアプローチをどのようにまとめるのか難しいように見える。しかし，すべてのアプローチはそれぞれ異なる観点，方法，理論，研究の場へとつながる，臨床医の知識の可能性に依存している。それゆえ，精神的流れ（射により力学的に表される）に基づいて，どのようにしてこの専門分野の多様な面が相互に構造化されるか，そして統一した仕方で表現されるか，をよりよく理解しようとすることは興味深い。

圏論により次のような構想を粗描することができる（図20）。

図式的に，それぞれの学派は独自の特性により定義される一つの圏論に相

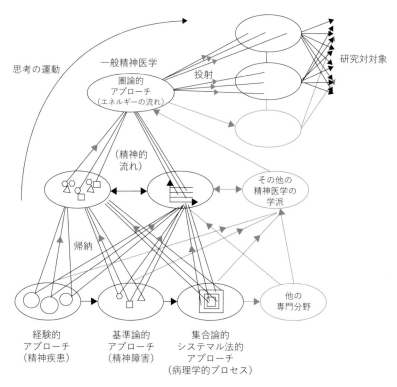

図20　一般的精神医学の構造化

当すると考えられる。これにより，それぞれの学派の構造を示す多くの概念を理解することができる。たとえば，症状的，疾病原因的，進行性の要素（精神疾患）を持つ異なる特定の統一的連続的古典的理論，それらを構成する徴候の組み合わせ（DSMの基準），システムの形成に役立つ，集合または部分集合的に組み合わされる前提となる統一性の基底的プロセスである。したがって，これらのいろいろな力学的表象は異なる射の集合，および射の集合から演算子として同じようなもう一つの集合への移行として考えることができる。したがって，それぞれの学派のいろいろな射の帰納的推論の合流点は，その独自の特性の余極限になる。さらに，他の学派の余極限により単一的または

複合的なつながりが築かれ得る。たとえば，古典的学派，基準論，システマル法的アプローチなどに基づいて，既存のどの精神医学的理論にも見られる精神的流れを介し，段階的に圏論的アプローチを示すことができる。

　この構想は，圏論に基づく精神医学の認識の可能性を示し，それに先行したいろいろな歴史的学派のいくつかのデータを認めることができる。

　したがって，圏論の援用により，観察者は体験される複雑な現象とさまざまな認識の学派に共通する機能のおおよその機能的表象を構築することが可能となる。かくして，この理論は観察者に，単純な一つの精神障害からさまざまな精神医学の学派，そしてその結果として一般的精神医学の仮説 (57) にまでわたる，基本的表象を検討できる可能性が生まれる。そこを通って，投影により，諸々の障害および精神的機能のより精密なモデル化が期待され，そして，たとえば，偶発的に構成主義的情報科学のデータとの関連づけを明確にできる。

　このように，いろいろな研究 (48, 50, 57) に適用されている圏論の数学的概念は，古典的臨床では明確には解決されていなかった問題の解決に有効であることが示される。したがって，臨床医は精神障害を精神的流れの圏論の形で検討することが可能となる。精神障害の間に，異なる精神的組織レベルにおける単一的および/または複合的なつながりを構築するのである。これらの作られた，複雑なつながりにより，観察者は精神的機能不全の無主題的形態発生へと，一次的構造を形成および変容することが可能な流動的つながりへと方向づけられ，新たな構造を構成することができる。その結果，絶え間ない進展的再編の流れのネットワークが構成され，すでに形成された制御のネットワークの分極および再編成の機能により異なる局面として現れる。

　最後に，この理論の精神医学への適用により，圏論による精神障害の形態学的および力学的な解釈を得ることができる。それらは，システマル法により，すでに知られている集合論的表象内に組み入れることができる。システマル法の使用とそれらの可能な寄与から，より明確な集合論的展望が開けるのである。

第5章
構成主義的
情報科学的表象
（アラン・カルドン Alain Cardon との共著）

　精神医学に精密科学の利用の可能性があるにもかかわらず，臨床は明らかに，論理−数学的理論を利用するという役割も，習慣も持ち合わせていないし，それどころかしばしば警戒心を持つことが多い。しかし，臨床は，類推的な着想によって，取り組んでいる構造的形態の形成と進展をよく理解し説明することができる。それはトム R. Thom (79) により確立され，さらにジーマン C. Zeeman により展開されたモデル論理である。

　構成主義的な情報科学的観点から，カルドンは，その形態がエネルギー的および情報的プロセスの結果として現れ，厳密な仕方で幾何学的なやり方で記述できることを示した。この概念の重要性を前にして，私たちは，臨床に直接かかわるいくつかの概念を簡潔に取り上げる。

　確かに，それらのモデルは障害のすべての構造を先験的に解釈するものではない。なぜなら，情報科学で考え得るバーチャルな病理学と自然の障害の間には明らかに性質の相違があるからである。それに対して，これらのモデルは，障害がエネルギーの流れや構造化された組織に強いシステムの情報プロセスを反映する限りにおいて，それらの自動化された基盤とかかわることができる。

　このように，カルドン (11-13) により開発された人工思考システムのモデル化は，すでに私たちとって，類推的に臨床で利用ができるものであった (57-62)。

　このタイプのアプローチは，当然，臨床医の思考習慣を混乱させ，いささか空想的な企てに見えるかもしれない。しかしながら，経験からすると，このようなアプローチによれば，精神活動システムの制御不全の基盤をよりよく理解することが可能であり，新たな研究の道として想像できる豊富な治療

的介入の手段を豊かにする新たな情報を生み出すことを示している。

前もって呼び出される記憶の進展的システムに非常に近い，人工知能と人工意識のシステムは，自然な思考のシステムと密接な類似性がある。これらの類似性は困惑させ，あらゆる反省的方法を呼び，特に思考の自動性に関する研究を呼び起こす。これらの類似性により，エネルギーの流れに関する知識の拡大が可能となり，精神障害の下部構造の新たな表象を呼び起こす。またこれらの類似性は，特に，システムの無数のエネルギー環について，それによって渦をもたらし，そして神経シナプスのイマージュにならって，それらを秩序立て管理する制御を行う。

その目的のために，私たちは，基準として役立つ，カルドンの人工思考と人工意識のシステムに関する研究 (8-14) を取り上げることにしよう。システマル法的アプローチ (58-62) による臨床データとの合流点を指摘する前に，読者にこの点に戻るよう促しておこう。

確かに，臨床を情報科学的形式化から生まれた人工意識のデータのみに還元することは問題外であり，それは人間的な思考の感情的，直観的，さらには精神的な面に，偶発的なゆがみを生み出しかねない。重要なことはただ単に，精神医学臨床に適用されたこの形式化の書き換えが，人工意識とともに明らかにされた類推の重要性や，病理的思考と同様に正常な思考の機能にも発生することを強調することになる。

1－人工思考システムの構成性の想起

ここで，臨床に部分的に適用可能な（私たちの臨床では組織レベルで理解される），構成主義的情報科学の建築学的構造の理論的な主要要素について簡潔に立ち返ってみよう。この概念は，私たちがいくつかの観察で取り上げ，例証し，展開したものである (58-62)。

ここでは，単に人工思考のシステムが，内的刺激と環境の刺激に対して，統合されて変化する多様な反応の集合として現れるということを思い起こそう。カルドンは，フロイトの第一局所論（無意識，前意識，意識）を引用し，

基本的なエネルギーの回路《相作因》[19]に基盤を置いた。これらが、多作因 (21) のシステムを形成し、深い事実の記憶因子を構成する。この記憶は、信頼できる形態を局在化させ、その後変化し、組織化され、豊かになり、システムの統合化につれて作り直され (77)、夢の中に再現される経験の表象を形成する原因となる。これらの構成要素が、相互に寄り集まりそれらの間に組織的な記憶が形成され、統合されたネットワークに加わる。

このシステムが《情動中枢》を生成することになる[20]。

こうして人工の精神表象がもたらされる。このように、これらの表象は、志向により方向づけされたエネルギー変化の凝集の結果であり、思考回路の生成にとって最も重要である。この統合は、象徴的で言語的にイメージ化された様式で、システムの内部と同時に外部での流れと情報を内面化されることでなされる。その時、言語と思考は区別されてはいても、共同活動性により結合された状態である。

したがって人工思考システムは、情報を保持する推進力の階層化された構造であることは明らかであり、この構造は、情動と欲動の間の共同活動の感じ取られる表象を生み出すことになる。これらの大半の欲動は、組織的な記憶が適合する仕方で感情を表現する身体の形態学的要素に結びついている。その環境における身体的なシステムの一般的な活動は、形態と表象を生むが、そこではシステムと主体が行動の中心に位置している (18)。

これらの表出の集合は、制御ネットワークにより制御されることになる。

---

[19] **ソフトウェア作因**は、進展性、順応性そして特にその他の作因との関係性をもつ行為の情報科学の実体である。それはプロセスのように操作され連携したプログラムから構成されている。それらの作因の集合が**多－作因システム** (21, 23) を形成するが、これは刺激によって変わる組織であり、いわば、一つの行為を実現する目的でいまだに制御も集中化もなされていない、絶えず再編成されるシステムである。

[20] 構成主義的情報科学の観点における**情動**は、単に刺激に対する自動的で局部的な身体的反応ではない。それはまた、対応する行動の結果を引き起こす感覚的情報でもある。これらの構成要素は、システムの内的・外的な刺激に対する紋切り型の反応として生成される。この反応は、環境内において把握された事柄の即時の解釈を生成することを可能にするものである。

システムにより体験された情動は、体験の感情をシステムに与え、場合によっては不均衡な状態を生み出す可能性のある、エネルギー的かつ情報的な引力を構成することになる。この情動が思考の構造化を可能にする (70)。

このように，このシステムにはエネルギーの流れを支配する能力が存在する。これらの命名を簡素化するために，これらの制御のエネルギーの形成は，アトラクターと制御装置という言葉で示されるが，当然ここで問題なのは，事前に形成された機能中枢というよりも，むしろエネルギー的分極である。たとえ，組織のいろいろなレベルとシステムの集合に関するより特定化された場所から生ずるとしても，である。それらの欠陥は，システムから出現する障害によって表されるエネルギーの分岐によると解釈される。

　こうして，臨床的なデータについて数多くの類推が，私たちの専門分野で容易に適用可能ないくつかの根本的原理を保持するように仕向け，正常であろうが病理学的であろうが，思考の自動的システムの真実らしさを示している。

2－システムの活動と制御

　人工システムの活動は，最低限の制御なしには信頼できないし建設的なものではありえない。このように明らかに制御はシステムの機能にとって，不可欠の要因である。

a）制御の必要性

　もし人工システムの基本要素と前もってある特性が多くかつ階層化しているとすれば，それらの活動は，システムのそれぞれの構成レベルにおいて，またそのシステム全体で，その制御に従っていなければ正常に機能しない。

　それゆえ，エネルギー的な均衡を示すために，人工システムは，その構成要素とシステム全体に適合しながら，一方でそれを生み出す流れの活性化と，他方でそれを抑制する制御を必要とする。したがって，アトラクターと制御装置という概念は，特に機能と機能不全の理解には非常に重要な意味を有している。

　このように，構成主義的情報科学の概念とそれに付随するエネルギー論理の概念は，観察者が，人工思考システムの建築学的構造の不調の内的特性へうまくアプローチし，そしてその類推により，自然の精神システムとそれら

の障害の特性へのアプローチが可能となる。

b) アトラクター (11, 62)

このアトラクターは精神活動のネットワークのすべてのレベルに見られるようである。それら自体が独立して作られた関係性のネットワークであり，システムの基盤的要素，あるいは構成要素の集合の形態とそれらの動きを変質させる。これらのアトラクターは，対立している制御装置に関連している。著しく力学的で進展性のあるアトラクターは，基礎となる諸々の要素の挙動に影響を与え，それらを形態－意味論的指標に到達させるために結びつく。それら自体は，基礎となる要素の分野の，局在的および全体的な形態的そして意味論的な状態に応じて，指示を与える刺激語により活性化される。類推により，自然の精神システムの病理的緊張と関連づけることができる。

c) 制御装置 (11, 62)

これらもまた，一定の階層に従ってすべてのレベルで現れ，システムの局在的なそして集合的機能を安定化させる。それらは，組織的記憶の要素や欲動に従って，表象の構築という独自の行動を行うことを可能にする。これらの制御要素は，システムが合理的，感覚的そして特有の主観的挙動をもつことを可能にする。情動の制御装置は，身体のセンサーによって感じられた情動の身体性と類型性に適用される。情動－感情的形成の一般的な制御装置は，前例と共同で活動する。意識の制御装置が，先に実現された形成の集合体を制御する。カルドンによると，メタ的な性質の固有な制御装置は，構成主義的情報科学の観点において，システムの自由意志の定義を可能にする志向性と関係しているという。

したがってこれらの制御装置は，精神システムと同等のものや，時間のうちに表象される出来事を位置づける能力を構成するのに役立つ。それらは，自我の永続性を保証し，そのシステムに，これこれの状況において一連の体験された創発を生み出す意思を実現させる可能性をもたらす。

したがって人工システムにおいては，制御装置の概念が中心となる。この

概念により，システムがあらゆる尺度の要素間の関係を管理し，表現される思考となる創発的な形態へと導くことが可能になる。また抽象化，推論，判断において，情動，感情，適性の表現のためにあらゆるレベルの制御装置が存在する。

d) エネルギー分岐 (11, 61)

しかしながら，エネルギーの場とそれらの制御の変化だけでは，人工システムの機能不全の突発を説明することはできない。もう一つ別の因子が現れて，その不均衡をもたらすはずである。それがエネルギーの流れの分岐であり，この役割が決定的になる。

事実，個人的尺度において，これらの分岐は，組織レベルあるいはそれらの集合のアトラクターと制御装置が均衡を崩した場合に発生する。この場合，それが出現するのは，システムのいろいろなレベルに確立された回路の中や，このシステムを形成する全体的な統合の中や，それらと環境との相互関係においてである。このように，機能不全の形成を説明できるのは，その分岐がシステムの表面的なレベルだけでなく，より深いレベルで，システムの集合の制御の環を組織解体させながら出現することである。

環境との関係の尺度では，個人や社会の歴史の流れの中での行動と考え方の進歩についても同様であろう。たとえアトラクターの強度が単に弱い場合でも，個人はまだ社会の規範に適合することができ，時には困難さを伴うことがあっても，相対的な均衡がまだ得られる。それらの強度が大きい場合，均衡を再確立しようとする制御装置の能力を超える危険性がある。この場合，システム内にエネルギーの分岐が発生し，機能的調和に切断が引き起こされる。

複数の個人に断絶が起こると，言語と表象を介してこれらの個人の社会との関係にも影響を及ぼすことがあり得る。事実，新たなアトラクターの影響で，最初の規範的な基準が混乱して変化し消えそうになることさえある。そして徐々に逆転して，新しい規範がとって代わり，それまでのものに反対関係あるいは矛盾関係にさえなることがある。この場合，この新しい規範はいろいろな人において類推的な制御の結果として引き合いに出される。そうなっ

たら最初は暗示的緊張の源となり，やがて確立され，最終的にはそれに屈服してしまう。これが，この言葉本来の意味における倒錯のプロセスの始まりである（価値の逆転）。したがってこれは，個人の行動のみならず社会的行動にも関係する（本能的，感情的，知的，審美的，倫理的，社会－経済的）。この平凡なプロセスは今日しばしば観察されるが，個人あるいは社会の自然の制御装置がもはやこの性向を修正できない状態になった時に，衰退の兆候を示す。これらの行動の自動化は，現代社会において古くからある自動制御された行動と思考システムに対して繰り返される攻撃を助けるので，もっぱらこの機構を発展させるだけであり，それがその直接の証明である。

3 －アトラクター，制御装置，エネルギー分岐の絡み合った作用

こうして，微妙な漸進的エネルギー均衡が，アトラクター，制御装置そして環境の刺激の間に確立され，分岐は不均衡の場合にしか起こらない。それゆえこれらの要因は，システムの規則正しい合理的な機能の重要な要石と考えられる。これらの要因は，このシステムの一般的な社会－行動全体の規範を構成するのに役立ち，一つの基準となる。

実際に，この均衡に可動性がすべてなくなるというのは現実に反しているだろう。遅かれ早かれ切断を引き起こし，過剰とまったく同様に，それが含む有害な結果を伴うだろう。主体のアトラクターがいろいろな理由により強化されると，同様に制御装置の介入の力を刺激する。もし制御装置が環境の過度の刺激により弱まると，制御不良のアトラクターの影響で流れを解放する。そこで確立されたバランスは脆弱化され，さらには砕かれてエネルギー分岐を引き起こし，類推的に，システムの全身体の機能障害を突発させることになる（図21）。

これらの概念は，システマル的な概念で，精神医学の臨床に適用できることがわかる。すなわち，組織の複数のレベルにおける集合論的局在論によってである。これらの概念により，精神活動のシステムのエネルギーの流れの力学的表象の検討が可能になり精神障害の発生の理解を容易にする。

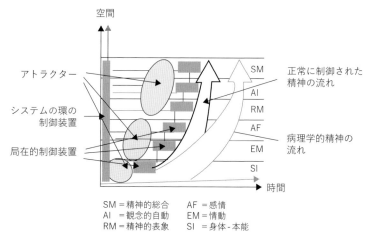

図21　アトラクター，制御装置，エネルギー分岐

4－臨床における類推的互換

　関係する建築学的構造面がどうであれ，アトラクターと制御装置は，エネルギーの分極に的をしぼった作用様式を有している。これらの分極およびアトラクターの過度そして／あるいは同時の制御装置の減弱が，エネルギーの分岐を引き起こす。これらの分岐は，統合化に対すると同様に，これらの多様な構成要素の形態と意味にはっきり影響を及ぼす。理論的に言えば，一時的あるいは持続的な多形性の病理学的機能的構造によって相次いで起こるはずである。さて，まさにこれこそ，情報科学と臨床の多様なデータの比較分析が示しているものである。

　このように，自然な精神システムの機能不全には，精神の建築学的構造において次第に上昇するレベルに位置づけられるに従って，アトラクターの多様性と拡大が存在する。それらはいろいろなレベルでみられる。すなわち，身体－本能的，情動－感情的，知性的，そして倫理的レベルであり，いろいろな精神的審級を形成する原因となる。

　したがって，精神システムに内在するいくつかの規則を検討することがで

きる。それらは，観察可能な精神障害の万華鏡的世界の説明を可能にし，その世界は，アトラクター，それらの変化，そしていろいろな社会文化的環境の刺激により，侵された領域に応じて変化する。このようにして説明できるのは，精神障害の全体的な形態の表れであると同時に，それらの流動性，時に起こり得る変容である。

　前章で，集合論的思考の型から出発して，続いて圏論的な型から検討した多様な神経症的および精神病的障害の特性は，このように，構成主義的情報科学的にモデル化されたエネルギー特性により補完することができる。また，前述した神経シナプスの流れに類似した，精神的流れの渦巻き運動についても同様である。

　私たちは，それらのデータに照らし合わせて，観察される主な臨床形態を，簡単に再度取り上げてみよう。これら臨床形態は古典的な精神医学に一貫して記述されているもので，さらに豊かにしながら再検討することができる。

a）表層の機能不全：神経症

　これらの形態は，学派によりしばしば異なった名称で記述されてきた。これらは，単純な個別的病因による緊張性負荷から，その他の構造的形成と単純なつながりあるいは複雑なつながりによって規定される異なった構造にまでに至る。

不安／苦悶angoisseと不安／心配anxiété

　これは，すでに私たちが検討してきたように，神経症的状態で体験される二つの基本的現象に関するものである。

　身体的不安／苦悶は，フランスの古典学派によりバーチャル的に個別化されたもので，いろいろな身体的症状として現れる。

　ここで身体的不安／苦悶は，もはや十分な制御により制御されない自律神経系のレベルで身体的な緊張の過大な負荷の結果として現れる。そもそもこれは，すでに指摘したように，それらの緊張の集団因子の合流点である，腹腔神経叢の深い触診によって引き起こされる苦痛であることから，肉体的に

客観化されている。したがってこの緊張性の過度の負荷は，構成主義的情報科学の概念で**アトラクター**として解釈できる。

不安／心配においては，自律神経の身体的レベルだけではなく，精神的組織のさまざまなレベルに拡散するので，捉えがたい精神的不調として感じられることになる。

伝統的なフランス学派にとって不安／心配は，病因性の緊張の拡散に対応し，患者にとっては，遭遇するあらゆる状況についての永続的な恐れである。この場合，この緊張は精神的制御作用によってはもはや制御されなくなる。実際，この現象は緊張前あるいは緊張後に，しばしば不安／苦悶を伴う。それゆえ，これら二つの現象間の区別は純粋に人工なものに見えるかもしれない。ところが，まったくそうではない。実際，この緊張自体が分離され，精神的な様式で現れると，腹腔神経叢の深い触診によって引き起こされる苦痛は見られず，この点が不安／苦悶とは異なる。それゆえ，この不安／心配は単純な不安／苦悶以上に，精神活動の建築学的構造内に統合されているように見える。それが強迫神経症の場合である。

私たちがすでに指摘したように，アングロサクソンの学派はこの障害を違った形で提示している。身体的および精神的障害の従来の組み合わせを前にして，この学派は，症候群的な視点を維持し，身体性優勢のパニック発作を，精神性優位の全体化した不安／心配と区別する。いずれにせよ，このことは，アトラクターの力学がレベルを変えて，神経精神システムの階層の中で統合された制御領域を抑制するという事実に結びつく。

したがって，この不安／苦悶と不安／心配の考え方は，神経症性障害の新たなモデル化にも役立つ。実際，神経症性障害をさらにしっかりつきとめて区別するために常に記述的側面が必要であるとしても，検討してきたように，不安／苦悶あるいは不安／心配とのつながりの圏論的研究が，組織のいろいろなレベルを考慮しながら下部構造のよりよい理解を可能にする。それによって，検討する病理的現象の根底にある力学的研究が，これらの流動性と変化についてよりよい認識を可能にする。

したがってこれらの考慮が，障害の形成と進展をよりよく理解するのに必

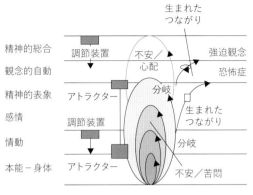

図22　不安／苦悶と不安／心配
構成主義的モデル化

要であることがわかる。このように，情報科学的構成主義のモデルとの機能的な類推を考慮すると，エネルギーのネットワークに起こるアトラクターや制御装置の働きや発生する分岐の働きにより，不安／苦悶と不安／心配に基づく障害の構成を引き立たせることができる（図22）。

このようにエネルギー的アプローチにより，観察者がますます深い認識レベルに位置するにつれて，不安／苦悶と不安／心配についての，またそれらの影響についての認識を深めることができる。

神経症性状態についてのこのアプローチが，精神的建築学の構造の表面的回路にも関係することをつけ加えておこう。制御の欠陥が表れるのは，感覚的領域（**心身障害**），意識野の狭窄を伴う身体的表象の領域（**転換**），ある表象を前にした意志的な行動開始の阻止現象の領域（**恐怖症**），身体的および精神的表象の制御阻止の領域（**強迫観念**）によるものがある。病理学的形態においては，意識野は狭窄しているが，除去されているわけではない。このように，転換においてその主体は，とにかくほとんど正常な状態で行動できるので，無意識のうちに障害を装う印象を与える。それに対して，恐怖症患者と強迫観念の患者は，彼らの障害が不条理であることははっきりわかっているのだが，そこから逃れるまでには至らない。

虚言症

　虚言症は，アトラクター，制御因子，エネルギー分岐の概念を示す重要な一例である。

　一般に，虚言症の患者は，完全に空想的な話をして，自分が勝手にわがものにしている現実とは直接的な関係は何もない。そして最後には，多かれ少なかれ現実を信じることになっても，心の底ではそれは偽物だとはっきり知っている。このように彼は，他人の前に実際の自分とは異なる姿を見せて喜びを感じることができるが，その単純な目的は自己愛的満足，魅惑，安心，誇大性あるいは支配以外の何ものでもない。彼はまた詐欺師に見られるように，立場を利用して相手をだまし，金銭的な利益を引き出すことができる。不当に得た名誉的な目的に走って，しばしば自分の発言を膨らませ根拠づけする。すなわち，証明書，免状，勲章などで，自分を価値のあるものに見せて相手をだます。

　たとえば，自分は医師だと公言していた看護師の例が思い出される。彼は自分の身分を下級と考えて，名誉ある医師になることを夢にみて，以前に働いていた部門でいくつかの推薦を得ようとした。彼は支援を要請し，偽の医師免許証を作成して，推薦により名の通った国立病院に採用された。驚くべきことに，数年間に及んで雇われている病院の警戒をそらし，医師として認められていた。彼は，軽度の障害については医薬品の事典をたよりに処方を与え，より重大な病気の可能性がありそうな場合は専門医に行くように仕向けた。

　仕事とは無関係なありふれた詐欺により逮捕されて，裁判を受けて拘置され，刑務所の指導センターで鑑定を受けた。それでも医師として認められており，自分でもそのように考え，最後には多少とも自分でもその架空人物を信じて，医師としての身分を主張した。この巧妙なごまかしは偶然暴露された。彼の履歴書の詳細な分析により追及の結果，彼は医学の勉強の詳細を示したが，私たちが知っている実際のものとは異なっていた（問題になったのは，関連した年の例外的な入所条件に関する誤った情報であった）。しゃべらせておくと，立派な話を聞かされたのだったが，ついに私たちは，彼が虚言

症であると宣言した。その時の彼の反応にはいささか驚かされた。青くなって，傲慢さを失い，突然心理的に打ちのめされ，口ごもり，正体を暴露されたことに耐えることができなかった。こうして，完全に構築した人物になり切り，周囲からも認められてきたのに，《医師》として数年過ごした人生が彼の目前で突然崩れ去ったのである。

このような観察では，医師の表象が，代償や価値づけの欲求に対応していることが容易にわかるが，明らかな利益，喜び，付属する社会的な利益を伴っている。このような利益は，現実との食い違いを自覚している意識を保持しながらも，制御を抑制していたアトラクターとして役立つ。ここでは，患者の体験とその固有の表象に関係する分岐が明らかであった。この人物は，現実の自分の職業を知りながらも，医師の身分を信じ続けた。周囲がその空想的役割の維持するのを助けたからであった。

ここでは虚言症的言説は，明らかに元気づける空想の上に構築されていて，彼に大きな恩恵をもたらした。言語活動の面でいえば，言説は，情動−感情的負荷や，それを構築し展開するのを助ける言葉によって，ほとんど自動的に自己−維持されている。情動−感情の面では，言説は，見せかけと安心感の補償的欲望に支えられて現れ，虚栄心を満足させ，そこから生まれる物質的な利益により満足感を与える。このようにここで，アトラクターと同等の欲望の力が，システムの制御を誤らせることになり，エネルギー分岐を引き起こし，それにより虚言症的言説が生じるのである。

これはまた，暴露されたとき，外部の刺激により生まれる不安／苦悶の断絶の突如の割り込みでもあり，その外部刺激は，事前に確立された二次的制御を誤らせる強力なアトラクターと同等である。この場合，虚言症的言説の崩壊だけではなく，詐欺が明るみに出て引き起こされた，突然の感情による患者の行動でもある。

ここで，患者自身がエネルギーの渦の対象となって，実際に自分の現実がわからなくなったのだが，ここでもすでに指摘した神経シナプスの渦を思わせる。

それゆえ，このような場合には二重の分岐がある。それは，感性的思考と

言語活動のシステムに同時に関係する虚言症の構成、そして突然崩れる体験行動に介入する分岐である。

身体的転換

エネルギーの過剰負荷と精神身体的表象の間のつながりはまた、突然の情動的衝撃の影響下で、新しい病理学的構造を生み出すこともある。その時に、緊張性負荷の拡散により出現するのが身体的転換であり、それは強力なアトラクターを生み出し、制御を減弱させる。こうしてそれは、意思決定する意識の流れを抑制して、関係するネットワークの自由な機能を阻止する。この精神運動性力学による抑制は、特別な機能の表象——たとえば失声症——および知覚麻痺のように―感覚的行動、あるいは麻痺のように運動性行動にも関係することがある。

ここではアトラクター——不安／苦悶の緊張を表している——と、身体的なイマージュ化された表象との間に確立された強力な機能的なつながりが、制御装置の調整を衰弱させ、対応する機能を混乱させる。ところで、臨床が示しているのは、このつながりを解いてやり、いろいろな方法でこの緊張を緩和することにより、体験される身体的障害を消滅させることができることである。このように、カタルシスの最中の、過去の不安／苦悶の状況を表に出る記憶の復活によって情動的な負荷が放出されると、病理学的アトラクターの力を弱め、生み出された身体的障害の解放を促す。

一つの例を挙げると、ある女性患者は病気はまだ初期であったが、常時二つに折るように腰を曲げた状態であり、この姿勢は数カ月前からあらゆる治療を行ったが持続していた。脊椎移植のために整形外科を受診したところ、神経学的検査で、前屈症であるという診断をすることができた。既知のさまざまな治療が試みられたがまったく効果がなく、状況は行き詰まった状態だった。それゆえ、アトラクターとして作動する根底にある緊張する作用によって、病理学的つながりを抹消して、この患者の身体的イマージュを変える必要があった。この女性患者の個人的そして社会的な状況はまた、その場で体験された身体的表象をすぐに変更できる、迅速な作用を促した。それゆえ患

者は突然，地上から立ち上がった。彼女は自分の体が自然に緊張をほぐすのを感じ，確立された防御が不意打ちを食って，情動反応が起きたのであり，その結果はすぐに現れた。こうしてこの突然の作用により，体験された新しい表象を生み出せるようになり，精神運動性体験の制御に関連する暗示作用のおかげで，再活性化したのである。数週間後に，患者はまったく別人に変わり，一般市民の服装で普通の態度に戻った。指摘すべきことは，その間に彼女が，修道会を出たことである。それが自分の天職ではないとわかったのであるが，このことは今まで絶対に認めようとしなかったことだった。彼女は孤児としてこの施設で育てられたので，施設の責任者の人々に対して信頼と義務を感じてきたのであった。

恐怖症

　恐怖症は，すでに強調したように，特に神経症状態の研究で解明されている障害である。すなわち，恐怖症は不安／苦悶の緊張から構成されているが，その作用はもろもろの精神的表象作用だけではなく，それらの作用を抑制することで意識的な決定の制御装置の作用まで及ぶものであり，非常に多くの起こり得る恐怖症を物語っている。したがって持続的なつながりが，不安／苦悶を引き起こす表象を前にして運動の自由な活動を抑制する。

　それゆえ，事前の身体的転換との結びつきは明らかであり，この点ではフロイトが初期に強調した通りである。しかし，ここで問題は，きわめて影響されやすい体質における，情動－感情的負荷と身体的表象とのつながりだけではなく，行動の結果表象を抑制することなのである。ここでこのつながりは，この表象を前にした決定と行動のより統合された意識的形成へと拡散する。したがって，文字通り精神に特有の組織へ拡散するエネルギーの緊張は，決定と行動の制御装置に対して，制御の力を抑制しながら作用するアトラクターであることがわかる。不安／苦悶の表象を形成する構造が，主体の行動の自由を奪い，通常の思考－運動の連鎖の活動や正常な展開を妨げるのである。

　この古典的な例は，外傷性恐怖症である。ある人が道路を横断しようとする時，スピードを上げて突然に車が彼に向かって走ってくる場合がそれである。

その人は，激しい感情と自律神経性不調に襲われて，その場に釘付けになる。それ以降，この出来事を思い出して道路を横断できなくなる。しかし，安心させる第三者がいる時には，この同じ道を横断できるが，だからといって，また一人になった時にこの生まれた病理学的形成がなくなるわけではない。

　不安／苦悶と精神表象の関係の変わりやすい動きが，ここで明瞭に見てとれる。恐怖症構造の一時停止は，判断と行動の制御装置に照らして理解することができる。恐怖症的不安／苦悶は，この制御装置が脇にいて安心を与える存在によって再活性化され抑制されるのである。その場合，その人は一時的に不安／苦悶から解放されるので，行動できるのである。しかし，不安／苦悶はその人が一人になった時に存続する。しかし，この不安／苦悶は不安／苦悶と精神的表象との間のつながりを，転換における場合のように切ることができれば，長期にわたって消去できるが，その場合，判断と行為の制御装置を再活性化することが条件となる。この有益な結果は，病理的な状況に対処するために気持ちを和らげる表象を繰り返すことで，意志的に鍛錬することで可能となる。こうして，受動的行動の制御から（患者に同伴者がいる時），その人が情動的に全力を注ぐ個人的そして自立した意志的行動の制御へと移行する。このように，段階的条件づけにより，病理学的表象から次第に距離を取ることができるようになり，最終的に以前の状況の正常な表象に達することができるのである（図23）。

　もちろん不安／苦悶を鎮めるのに役立つその他のすべての行動（カタルシス的，化学療法，理学療法）もまた，単独であれ関連するものであれ，表象の変化に好ましい効果をもたらすだろう。

　ここでは体験された空間の表象の意味の類推的な役割は重要であり，表象が拡張されたものであろうと，あるいは反対に限られたものであろうと，病理学的な緊張に関連していることに留意すべきである。拡張されたものである場合は，街路の表象に対する行動の自由の拒絶反応はこのように，類推により橋を渡る時，階段の上り下り，高い大建造物にのぼるという考えなどへと拡がることがある。この現象は病原性のアトラクターによって作り出され，精神的表象の意味の類推的拡大があることをはっきり示している。この

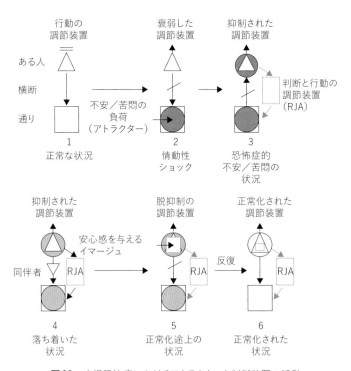

図23　広場恐怖症におけるアトラクターと制御装置の活動

場合これらのアトラクターは，多様な状況で，さまざまな制御活動を誤らせるが，患者にとってはすべてが同じ意味を持っている。すなわち，空虚の不安／苦悶の表象である。これは，限られて閉じられた体験空間の表象でも同様である。たとえば，群衆の中に一人で閉じ込められてしまった人は，気分が悪くなり，足ががくがくするような印象を受ける。ところが，その人は込み合っている空間に行けなくなるだけでなく，この現象はまた類推的に比較できる状況にも拡大されることがある。このように，私たちの患者の一人は，潜水艦生活のテレビ番組をみている最中に気分が悪くなり，それ以降テレビを見ることができなくなった。この場合，この乱れはこれまでの観察と同じ性質のものである。表象の主題が変わっただけである。すなわち一例は空虚

な空間への恐怖，もう一つの例は閉鎖された空間への恐怖であり，類推的拡大を伴っている。

時おり，アトラクターの類推的置き換えは，非常にテンポが早く，病因的負荷の原因となる対象との差異と対をなしている。広場恐怖症の患者は，歩道沿いに車が並んで駐車している場合には一人でも歩道を歩けたが，車庫への車の入り口のために車が駐車してない場所があると，すぐに恐怖症のために動けなくなった。その歩道をそのまま歩こうとする，何度も同じ機構が起こった。並んで駐車してある車の表象が安心感を与え，通りの空白の空間に対する保護の役割として明らかになるが，それに対して，建物への車の入り口のために駐車が途切れると，想像される不安／苦悶に対する保護がなくなったのである。

この機構はその他のあらゆる表象に関係があり（対象物，動物，身体的条件，あるいは気象条件など），そして恐怖症からの解放は常に同じプロセスを経て起こる。最も重要な点は，表象と不安／苦悶を切り離すことであり，そうすると，いろいろな方法あるいは表象への働きかけ，それから二つの作用を切断することにより，不安／苦悶を鎮静することが可能となり，その人は恐怖症の対象に立ち向かうことができるようになる。

恐怖症的構造の拡張は，アトラクターの可動性の結果（そして制御の結果），関係するいろいろなレベルで変化を受けることもある。そうなると病因性の緊張は，もはや精神活動の建築学的構造の同じレベルに固定されない。この緊張は，より複雑なつながりを介在させることもあり，より統合されたレベルへと拡大されるが，これにより観念制御回路の制御装置を抑制する不安／心配が引き起こされ，自己維持により持続する。この場合この緊張は，**強迫観念的恐怖症**となって現れ，同時に，以前の恐怖症のレベルに再び戻りやすい。一例として，ある広場恐怖症の患者は，入院中の病院の中庭に出ることができなかった。暗示的に安心させるイマージュの助けを借りて，何とかそこに出ることができたが，いったん中庭まで出たところで，一人ぼっちの自分を感じ，自分の入院していた病棟に戻ることができなくなった。そしてもはや外出できないと考えて，強迫観念に取りつかれてしまった。自分の部屋

に戻ると，もとの恐怖症の状態に戻った。ここでは恐怖症構造は，強迫観念に変化し，そしてまた表象の変動と，アトラクターと制御装置の動きに応じて相互に変化したが，それぞれの状況やそれぞれの関連する組織レベルと結びついていた。

強迫観念

　病理学的緊張（アトラクターと同等）のより高い統合の段階で，それらの表象と隣接する観念形成回路の決定能力を制御する制御装置は弱まっている。そのとき緊張は，システム機能の自由な制御を阻止し，それらの表象を反復的なものにする。そうすると，自動化された精神活動の回路が開放されて，強迫観念が生ずる。そもそもこのことは，ジャネが他の言葉で指摘したことであった。つまり彼は，患者の全体的な心理的緊張の変動によって，強迫観念が出現したり消滅することを示したのであった(32)。

　ありふれた例として，さまざまなテーマの強迫観念を持つ（手の汚れ，整頓されていない事物，同じ情報を繰り返し求めるなど）ある不安／心配のある女性患者があり，安全確認をするが不毛な行為である。そこで強迫観念的なテーマ（繰り返し手を洗う，絶えず確かめる，近親者について繰り返し安全を確認するなど）を消し去ることに集中した。この女性患者は強迫観念が消えたり現れたりしたが，気分，不安／心配の緊張，感じる疲労の程度によって揺れ，あるいはさらに単純に朝の目覚めの状態に左右された。このようにこれらの障害は，月経前といった自然の原因，あるいは抑うつの時期といった，病理学的原因のために悪化する可能性がある。

精神病性形態への移行

　最後に，より深いつながりが確立されると，本能－感情－知性的ネットワークが出来上がり，さらにまたシステム全体の調整と制御を弱め，より広い自動化された病理学的環の回路が確立される。こうなると強迫観念が，すでに前精神病の様式で出現し，これは妄想観念に入れ替わるが，それはその後に強迫観念的様式に戻る可能性がある。

これらの病理学的なつながりの強化は，患者の思考を還元が困難な閉じられた構造の中に閉じ込めることになり，そうなるとかつて《接触妄想》と呼ばれていた，絶え間ないお決まりの行動を伴う強迫観念的な精神神経症へと進展する。

　結局，神経症的機能不全のエネルギー的見方は，ますます複雑になるつながりが，病理性の緊張と，精神的建築学的構造の多様な階層的レベルとの間に確立されて，それにより意識を変質させることを示している。アトラクターが制御装置を誤らせ，連続的な分岐を通じて観察される障害の形成を促進して制御を弱体化させるのである。

b）深層の機能不全：精神病

　組織のさまざまなレベル（身体的，感情的，そして／あるいは観念的レベル）におけるそれらの下部構造におけるアトラクターの拡散に基づく病理学的プロセスの悪化が，より強調された，より深い，より全体的な障害の進展となって出現することになる。病理学的つながりは，もはや単に身体的あるいは精神的な過度のエネルギー負荷と，システムの多様な構成要素の間に確立されるだけではなく，自動制御全体の環にもまたかかわってくる。続いて起こるのが，精神的組織の一つあるいはいくつかのレベルでの，それらのつながり，統合の機能不全であり意識を変質させる。この時即時に現れる影響の一つは，個人的体験と周囲の様態との間の関連組織の変質である。それは特に，患者の時間－空間の場にかかわっている。その時構成要素の力動が変容する。力動は空間性では拡大あるいは制限され，時間性では加速あるいは減速され，あるいははっきり構造を喪失させる。

　これらのいろいろな病理学的形態の再編成は，ここでもまた学派により異なった形で行われることを思い起こそう。その結果，この概念的多様性は，これらのさまざまな様態を，明白な構成要素（多様な基準，すなわち症候，進展，原因など）だけから，再統合しようとすることになる。したがってこれらの障害は今日では，陽性と陰性の項目により示されるが，実際には陽性と陰性はバーチャルな世界に属し，自然は陽性の事実によって表れるのであ

る外観を基盤にする現在の統計的アプローチ（DSM）は，障害の質的なすべての多様性の問題を解決できないし，ましてや根底にある力動にいたってはなおのことである。

また，機能的精神病のいくつかの重要な形態について考えてみよう。これらは，実在の流れの制御障害の多様な全体から現れる。ここでこれらの代表的なものを要約するが，その目的は特に，システムの統合的力学の起こりそうな変質を指摘するためである。

興奮のプロセス

これらのプロセスは，もはや制御装置では制御されないエネルギーの過剰と，異常なエネルギーの消費によって示される。これにより，生理的なレベルでシナプスの交換が加速され，システムのいろいろな活動の場でエネルギーの分岐を引き起こす。そうすると，このように形成された精神的流れの組み合わせは，身体的，感情的，過剰な言語活動的行動へと導き，制御装置は最低限の制御さえもできなくなる。妄想観念も，他の本能的で自動的プロセスと結びついた基礎的なアトラクターに対応して形成される（領分の防衛，権力願望，攻撃性，飢餓，性的欲望，観念的自動など）。

そうなると正常に自動制御されている精神活動の流れは，多種多様な分岐に従わされ，それらの分岐は時間的な飛躍，自然なアトラクター同士の切断へ導かれるが，精神的機能の明白な分裂によって説明される。環境との単純な接触あるいは対立は興奮を引き起こすが，それは分岐をより活発にするだけで，無意識的あるいは想像的関心事の反響によって生じるのである。

このようにこれらの障害は，個別の形か，多様な形，あるいは全体的に構成組織のさまざまなレベルに衝撃を与える。その結果よく知られた数多くの症状性表出が見られる。すなわち，空間的体験の拡張，時間的体験の加速，精神運動性興奮，溢れる陽気さから反社会的なものまで含めての過度の行動，観念奔逸を伴う思考の流れの加速，妄想観念や幻覚性の思考の現れる思考の解体などである。これが古典学派の《躁病》である。

抑うつのプロセス

これらのプロセスは，上述のものとは逆の形で現れる。それらはエネルギーの減少に関係している。これは，制御も含めたシステムの全体あるいはその一部，そしておそらくシナプスの交換を攻撃する。結果的に生じるアトラクター／制御装置の関係の変容の影響の結果，ここでもまたエネルギー分岐が起こり，そして抑制がさまざまな形で現れる。

単純な抑うつでは，制御装置はまだ存在する状況に比較的適応した形で制御を行っているが，あまり効果的ではなく，減速，抑制を引き起こし，外部世界の知覚に対する患者の知覚神経の体験を弱める。こうしてシステムのポテンシャル・エネルギーとそれからの制御の衰弱は，患者の，感情的，情動的，知的に周囲の外部世界との調和を阻害する。そこでいくつかのエネルギー分岐が芽生える。患者は，周囲のエネルギーの力の重圧で，いささか押しつぶされるのを感ずる。外部世界に抵抗する十分なエネルギーはもはやなく，自分自身の中に後退する。空間的な主観的体験は縮小する。主観的な時間性は張りを失い，客観化できる持続の意識から切り離される。運動レベルでは，精神運動性のエネルギーは衰弱し，完全な無為まで達することのある弛緩により表される。情動－感情的レベルでは，エネルギーの崩壊は，感情的減衰，無関心あるいは大なり小なりの悲しみによって示される。知的面では観念的弛緩と衰弱が作り出される。

さらに重い段階となると，変質を受けたアトラクターと制御装置は，より多くのより重大な分岐を引き起こす。この時病理学的体験の流れは自己維持するフィードバック（逆向前向）の環となる。それは増幅され，深い精神的苦痛を引き起こし，知的回路に影響し，分岐を増加させる。このときこれらの分岐は，妄想観念（罪責感，貧しさ，迫害など）や，実行を伴う自殺念慮を引き起こし，自分の肉体を苦しめるかあるいは苦しみを逃れようとする。それは場合によっては，古典的なメランコリーのように，親しい人を苦しめないように殺すまでに至る（愛他主義的殺人）。これらの分岐はまた幻覚を生み出すことがある。この状態は，身体的表象やその存在の否定，さらに外部世界，時間と空間の否定にまで達する場合があり，この場合は否定妄想をも

たらす。

　これらの興奮と抑うつ状態は，患者の通常の行動に比べると際立った対照を見せ，変化するかあるいは規則正しい様態で繰り返す可能性があり《双極性障害》を作り出す。エネルギー制御の交代，さらには循環的な形態での交代が起こると，それらは古典的な《躁−うつ精神病》と観察される。

　分岐の出現はまた容易に，**混合状態**でも観察されるが，この混合状態はそれぞれの状態を組織のいろいろなレベルに異なった形で結合する。その上，これらの抑うつと興奮の症状を結びつける形態は，次のような問題を提起する。つまり，それらの形態は，単に交互に現れる状態の迅速な変化でしかないのか，あるいは単に相反する症状の共存でしかないのかという問題である。すなわち反対の症状は，システムを構成するそれぞれのレベル（知能，気分，運動性）の多様な機能不全の組み合わせを示しているのである。その場合これはアトラクターの作用により説明することができる。つまりアトラクターは異なる頻度で多様なレベルに介在し，その他の制御装置をもたらし，一連のプロセスの出現順序を変化させるものである。

構造喪失のプロセス

　ここではこの状況は，さらに解決が難しい。なぜならば，それはアトラクターと制御装置の異質な作用を喚起するからである。この作用は生体組織の多様なレベルに無差別に拡散し，その結果それらの統合レベルに従って拡散するので，システムの全体的制御の環を狂わせるからである。侵されたレベルに従って変化するエネルギー分岐が起こる。すなわちそれらは反復的あるいは慢性的な突然の機能的遮断によると考えられる。ところで，構造喪失の状態において，一般的に使用される名称は，古典的には主な特徴である裂（ギリシャ語の《分裂》に起源をもつ）の特徴により表される。そこから，一般的に使用される用語**統合失調症**が当てられ，構造喪失とは異なった状態を含んでいる。このように，この用語は，あまり識別的ではなく，しばしば乱用されすぎている。その結果，場合によってはひどい誤診の原因となることは明らかである。

急性や一時的な形態では覚醒思考は十分に表れない。外部世界との関係が変えられる。体験されるいろいろな精神機能全体で成り立っている時間－空間の表象が混乱を受ける。この覚醒活動の制御因子の混乱が，意識の機能の制御能力を衰弱させ，その結果，夢に類似した下意識のイマージュが侵入し易くなる。そうなると，《精神錯乱》の古典的三脚台が構成される。ここでは時間－空間的失見当識が，精神活動の低化と結びつき，先に体験した記憶表象が突然再出現しやすくなる（夢幻症）。

　破壊的な作用がさらに，観念的ネットワークの統合と構成において生ずると，時間－空間的な基準座標系はますます混乱を受ける。そうなると，支離滅裂な妄想的で幻覚的言葉を口にする。これはフランス学派の《**多形性妄想突発**》を思い出されるが，かつてはその他の学派では統合失調症と同一視されていた。

　これらの構造喪失作用は，精神の建築学的構造そしてそれらの統合のいろいろなレベルで混乱した仕方で現れる時，全体的制御装置の環を混乱させ，それらの作用が《**統合失調症**》のさまざまな形態を構成する。この時それは，アトラクターと制御装置との間で侵害を受けたいろいろなレベルで形成されたつながりに応じて，多様な制御できない行動により示される。

　ここで思い起こされるのは，組織のいろいろなレベルで自動化された反復（運動性，言語性，観念性），自主的行動に対する自由意志による制御の抑制である。これらは，課された位置を続けることで示される（《カタレプシー》），課された運動の試みへの反抗（《カタトニー》）がある。情動－感情レベルでは，これらの構造喪失は，この組織の構成ネットワークを侵すことがある。このとき構造喪失は，感情的行動の衰退，冷たさ，あるいはその人のいつもとは違う無関心によるものと考えられる。分裂はまた，感情的表象と観念的出現の間に生まれる可能性がある。この時，構造喪失は，異常行動，現実との不調和，あるいはまた，ミンコフスキーの《病的合理主義》という表現で知られた，冷たくて病的な合理性による行動により表現される。知的なレベルでは，局部的そして全体的アトラクターや制御装置は，思考やその統合それらのさまざまな構造機能の制御が不可能になっている。したがって精神的

総合は，混乱され，妄想的，分裂的思考の構築まで至り，言語（《**分裂言語症**》）や文法的構文や言葉を変えることさえあるが，幻覚は伴っていることもないこともある。

妄想

　病理学的なアトラクターの影響による制御装置の混乱は，エネルギーの分岐を引き起こし，それによって，言語と思考の回路の一貫性が失われる。これらの分岐はさらに，構成要素の意味作用と統合を変質させ，大なり小なり異質的で拡散した感情－観念的構成を生み出すか，あるいは反対に一貫性はあるが病理的な様態で組織される建造物を生み出す。したがってそれらは，幻覚を伴うことさえある異常な観念的流れに達する。

　これらの論理的につながる意味の逸脱は，きわめて一貫性のある建築学的構造（《**体系妄想**》），さらには硬直した構造（《**パラノイア妄想**》），そしてより不安定な建築学的構造（《**体系化されていない妄想**》）から形成される。現実に対して間違っている，一時的あるいは永続的な観念的建造物は，変質した確信や信念に基づいており，気分障害に関係していると同時に構造喪失プロセスにも関係している。

　それらの逸脱が本質的に言語と操作思考との関係にかかわっている場合，空想的回路は，精神的表象のいろいろなよみがえりにより供給され，陽気な形態を取り得るが，それは昔，《**幻想パラフレニー**》（クレペリン）あるいはまた《**想像妄想病**》（デュプレ）と呼ばれていたものである。

幻覚

　幻覚は，テーマだけでなく，その構成においても多様である。それに，体験される世界と現実の世界との関係の変質を示している。事実，幻覚は，精神システムのすべての可能な構造化にとって重要であり，そのシステムの建築学的構造と環境との関係を問題にしている。したがってそれらの関係は，現実に対して知覚され，体験される力学の分岐を示す。

　このようにすべての幻覚は，知覚される現象についての間違った確信とし

て成り立っている。それは，関連する対象のそれぞれのレベルに対する制御不全を予想させる。

それゆえ最初からその複雑さを見て取れるが，障害は，病変の神経学的，あるいは神経化学的あるいは精神的性質のものであり得る。随伴する神経伝達物質（ドパミン，セロトニン，グルタメート）や分子の (76) 役割の他に，近年一部では，インプルスの伝播を促すミエリン鞘の障害によって変質した結合の存在を主張する人もいる (34)。

神経学的な要因に関係する誤った知覚以外にも，アトラクターと制御装置の作用がまた，構造的な側面に影響することがあり，構成された組織や構成要素の多様なレベルを変質させるのみならず，システムの体験された時間と空間的組織も変質させるので，その結果，誤った確信の痕跡である知覚的そして／あるいは観念的連鎖を出現させる。したがって，空間そして／あるいは時間的経験の変質の優勢さにより，異なったタイプの幻覚が出現する。空間が優位の時には《精神感覚的》幻覚，そして時間が優位の時にはいわゆる《精神的》幻覚が生じる。

通常これらの幻覚は，すでに引用したような病理学的状態（興奮，抑うつ，構造喪失）に結びつく病因的構造の結果である。《精神感覚性》形態の中で最も多いのは，視覚的および聴覚的性質のものだが，触覚的，嗅覚的あるいは味覚的性質の幻覚もまれではない。《精神的》と呼ばれる幻覚においては，患者は彼の人格と思考の中への介入として経験する（彼に働きかけ，思考を導くなど）。これは患者の空間的な場が侵害されていることを示し，幻覚性の感覚を外部の人からだと感じるのである。しかしながらまた注意したいのは，誤った確信に基づく幻覚性の構造が形成されることもあるが，そうであるからといって理性的回路に侵害を及ぼすわけではなく，患者は批判的な精神を保持している（エーH. Eyの記述する《幻覚症》）。

c）非定型の形態

　これらのすべての病理学的力動はまたそれぞれ異なった形で加わり，非定型の形態を構築する原因となる。これらの非定型の形態は，明らかに誤診の源となっている。

　カルドンとともにエネルギー分岐の役割を説明するために，すでに取り上げた複雑な観察を洗練した形で繰り返すと，そのことがはっきりわかる。ここでその特殊性は，これまでに触れたほとんどの障害に関係している点であり，したがって人工思考システムの機能の全体的な原理を確認している点である。

　ここでこれらの障害は，構造分析（反対関係論理に関する分析）を中心に概念化の重要性を強調することで，情報科学の構成主義的モデル化と出会うことを可能にする。このようなモデル化により精神障害の下部構造をより明確にすることができる (61)。

取り上げられる観察

　この観察は10年間にわたるもので，数日から数カ月にわたって連続する7つの異なった病理学的エピソードからなる。

　X嬢，19歳は，初診では母親につき添われて来た。母親が心配していることを私たちに説明した。自分の娘が病気なのかどうか自問している。すなわち，母親の明らかにするところによれば，娘が内向的になり，場合によっては異常と思えることをしゃべり，また同時に正常な場合もあるという。話の内容を思い出すことは難しく，非常に変わりやすく，一貫性に欠けている。したがって母親は，娘が夢でも見ているのか，あるいは母親を馬鹿にしているのか，と自問したほどだった。ある時は本当に病気だと信じたが，また別の時はそうではなかったと思い直している。

　エピソード1——最初の診察では，母親の話を確認している。確かにこの若い娘は，母親の前では見たところ正常な話をするが，母親が診察室を出るとすぐに変わる。たとえば，家族状況について，彼女の姉妹が失踪し，父親はスペインの偉大な家系の末裔であると述べている。母親に尋ねたところ姉

妹を持ったことはなくて, 一人っ子であり, 父親は中流の家系であり, 貴族の家系ではないということがわかった。それゆえ, 虚言症の傾向があると考えられるが, より深い病理を隠しているかもしれない。

しかし, 母親のいる前で同じ質問をすると, すぐに彼女は, 姉妹はなく, 父親が彼女に先祖の話などしたことはないことを認めた。私たちがこのような矛盾について質問すると, 彼女は間違いを認めている。

そこで, 病院でさらに詳細な観察を行うことが決まる。そうすると, 家族状況に関する彼女の話の特徴が明らかになる。この患者はこれまでの話を何度も繰り返した。すなわち一人の姉妹がいて, 彼女の父親はスペインの著名な家系の出であるという。しかし, それの発言に意味のないことを指摘すると, 彼女はすぐにそのことを認めている。そこで, 彼女の答えは, 私たちの質問の仕方によって変化することがわかる。たとえば, 家族構成を直接尋ねると, 最初の発言を繰り返す。彼女の述べたことを, 私たちが質問の形式で問いただすと (《あなたには一人の姉妹と, スペイン貴族のお父さんがいますか?》), その時には彼女は, 一人っ子であり, 父親はそのような家系の出身ではないと述べる。最後に, 発言内容がどうしてそのように変わるのか訊いてもいかなる説明もできず, しかもそれは真面目な対応のように見える。

それらの矛盾した発言は, 私たちの助手, インターンの前でも, 私たちがその場にいようがいまいが同じ発言が繰り返される。それゆえ常同的返答は, 時によって変化し, 反復性の内的機構を示している。この反復は外部の言語的刺激によるもので, 同じ状況に関する質問の仕方と直接結びついているように見える。言い換えると, 患者の自発的な話は彼女を主観性の中に残していて, 空想的な発言, さらには妄想的な発言をさせる。的確な質問で現実世界へと引き戻されると, 彼女の反省が刺激され, 自分の話を批判的に見るようになり, より客観的な世界に身を置くようになる。それゆえすべては, あたかも同じ時期に発言が優位になるか, 思考が優位になるかによって変わるかのようであり, それは誘因動機づけが内的な刺激 (自発的な経験) によるか, あるいは外的な刺激 (提起される質問) によるかで変わった。これはすでに検討した言語と思考の動きとの関係に問題あり, この突然の構造的大変

動は二重の側面，二重の可能性を持つ力動システムであることを予想させる。

　この状態は，患者が自発的に表現する時の感覚的体験と現実の間の亀裂を表しているが，場合によっては分裂的な病理学への入口を思わせる。不幸にもこの仮定は，すぐにはっきりとなり，患者はやがて錯乱と妄想の長く続く時期に入る。その後この分裂は，その経過中に何度も見られたが，違った形態を示している。

　エピソード2——家族とともに数週間をすごすと，患者は妄想発作を起こしやすくなる。彼女は興奮し，錯乱し，悲しくなったり，笑顔になったりする。眠れず，コーヒーをたくさん飲み，妄想的な発言をする。二重人格になったと感じ，失見当識となり，日付も曜日もわからない。自分がイヴであるといい，理想に到達したいと宣言し，父親を神だと呼ぶ。たいした理由もないのに，母親とかなり激しい喧嘩を起こす。

　神経弛緩薬で適切に治療すると，発作は数日で素早く消える。特別な保養所で静養した後，秘書としての仕事に戻る。

　エピソード3——治療を中止した後，新たな発作が10カ月後に起こる。患者は演劇コースの授業を受けていて，今まで周囲の注意を引くような行動はなかったが，突然バルコニー席からオーケストラ席に身投げする。重傷を負って5カ月再入院する。新たに彼女は妄想的な発言を始めて，特にキリストの女性としての再来であると述べる。

　神経弛緩薬の治療で容態は再び回復し，うまく安定化する。それ以降は治療を継続し，以前の職業に戻ることは明らかに不可能であるが，それでも若者たちのクラブにしばしば通い，音楽の授業を受け，アマチュアの演劇に参加する。徐々に正常な生活に戻り，6カ月後には専門職の試験を受けて合格している。

　エピソード4——外見的には正常な生活の何カ月か後，精神的に不安定な長い時期が始まる。歯の治療に続いて，卒倒を起こす気分の悪さや，疑似－てんかん性のけいれん発作が起こりやすくなり，その発作は数時間おきに繰り返し起こる。脳波検査は正常である。しばらくして，彼女は何度かの失神と大きな疲れ，そして周囲を心配させた独語のためにデイホスピタルに入院する。数週間で回復に向かうが，その後，再び悪化する。動揺状態が続く。

それから彼女は少し落ち込み、幻聴が起こり易くなる。治療により、回復するが、6カ月後に再発し幻聴が再び出現する。最終的に、状態が安定したので外国に出て、レストランで働くことができるようになる。

エピソード5－数カ月間特に大きな問題もなく、演劇活動を再開する。強い情動に続いて、舞台で二重人格を経験した。それ以来、彼女は再び失見当識となり、自分の中に二人の人物がいるような感じがする。彼女がつけ加えるには、この感情は彼女の意志とは無関係であり、もう一人が彼女の質問に答えるという。しかしながら、治療を継続的に受けながら、何とか社会・職業生活を続ける。

エピソード6－北アフリカで男友達とバカンスを過ごしている時に、長時間さえぎるものもなく直射日光を浴びた結果、気分が悪くなる。それに続いて、再び錯乱のエピソードが起こる。再び、幻視や幻聴が起こり易くなる。《ぞっとするもの》を見る。彼女を見つめる目、体、顔、口、腹が変形されている。友人の背丈が変化する。夜になると、彼女は声を聴く。犬が吠え、女性が叫ぶ。男友達に言わせるとそれらの物事は存在しない。麻薬中毒にかかったような印象を受ける。突然男友達の代わりに父親の姿が見え、彼の表情が鏡の中で変化するような印象を受ける。また13歳の妹が口を開け、《恐ろしいもの》に、しかめっ面をして、背中を反らしているのが見える。そして母親が彼女を追い払うために警察署に連れて行くのが見える。

4カ月間の再入院後、状態は回復したが完全ではない。家庭生活に戻るが、コミュニケーションが困難で、両親と対立し、その結果家族内で緊張が生まれる。彼女は、自分の中に二人の人格が棲んでいると確信している。心のうちで一つの声、つまり意識の声と対話しその声に答える。一時的な回復にもかかわらず、彼女の意識が声をかけているという感じである。両親によれば、3カ月の平穏な時期を過ごすと、振る舞いは正常になる。

そこで彼女は在宅の秘書の仕事を始める。睡眠は正常となり、不安／苦悶と不安／心配が消える。内的な声はなくなり、かつて自分が言ったことを全部思い出すことができた。自分の過去に表明した病理的なことを批判し、4年前に劇場で自殺を試みたとき、ある声が自殺するように飛び降りるように

命令したと述べている。最終的に，彼女は結婚することになり，1年以上も安定した状態が続いたので，自分で治療を中止する。

エピソード7－幻聴が再び出現したが，治療を再開するとすぐに消失する。

その後ずっと2年間ほぼ正常な生活を送っているが，その後私たちは彼女を見ることはなかった。

解釈の方法

　これらの臨床的事実を前にして，観察された事実の解釈に使用されるパラダイムの影響を認めることは容易である。たとえば，ここではすぐに二つの読解の様式が可能であることがわかる。すなわち古典的経験的パラダイムを利用するか，あるいは集合論的パラダイムを参照するかである。一方では，臨床医は障害を外部から取り上げて診断を下し，古典的な論理的方法で見かけ上の特徴を検討する。他方では，反対関係論理を利用して内的な力学を分析し，構造化の方法をよりよく理解しようとする。

　経験的・基準論的な記述分析は，観察者が客観化可能な現実の世界に身を置き，基準全体に基づいて経験的に知っている疾病学的モデルを参照するように導く。すなわち，数カ月にわたる反復的な錯乱性のエピソード，両価性や幻覚や時間－空間的失見当識を伴う妄想的エピソード，それに時には両親に対する攻撃的あるいは無関心の期間，自律神経性障害と軽度の抑うつのエピソードが加わる。このように観察者は，間欠性の構造喪失の病理学を観察できるが，これは大なり小なり不定期的に行われる神経弛緩薬の治療により抑えることができる。このようにこのアプローチは，いろいろな症状を分離し，集め，思考の両価性と分裂を確認し，進行性の基準を検討する。そこから周知の診断（1）を下すが，いかなる方法でも，障害の内的構造化も深い性質も明らかにしない。その結果，この方法では，いろいろなエピソードに関係する流動性や変容の理由は明らかにならない。

　構造分析によれば，アトラクターと制御装置の作用，およびいろいろな観察されるエピソードの流動性と変容に関与してくるエネルギー分岐の役割の存在を理解することが可能になる。同様に，この分析は，障害の下部構造に

おいて，優先的に体験または言語に関係する部分と，対立論理的アプローチが示すようなすべての可能な中間部分とを区別するように導く。

構造分析は，システムのエネルギー的力学の発する矛盾をたどって，この問題に接近し，構造化の様態と病理学的力動の性質を探求し，分岐の役割を強調する。いくつかの解釈例を示そう。

エネルギー分岐の初期の役割

ここで考えられる一連の分岐を実際に明らかにすることができる。分岐は，アトラクターの病理学的役割および異常な緊張を契機に発生して，進行の各時期で示される。すなわち，過度の感情的負荷（満たされない欲望，病理学的な気分の活性化），周辺や中心の制御装置の衰弱（抑うつ，情動的ショック，日射病）などである。したがって保持されるいろいろな構成は，組織のレベルで配列することができる。

体験される時間－空間の組織は，全体的に検討される。この若い女性患者の場合，時間的な次元が何度もはっきりした混乱を受けている。空間的な組織を取り上げれば，体験的空間から投射される表象を通じて変質は客観化され得る。たとえば，この患者はパリに住んでいたが，紙の上に自分の住んでいる場所を書くように依頼される。そこには町の輪郭が描かれていた。ほぼ正常に自宅の位置を書き込んだので，子どもの頃から住んでいる町の，自宅の場所についてのバーチャルな空間的表象が満足のいくものであることを示している。しかしながら，町そのもの，主要な場所に関しては，間違った全体的空間の方向づけを示している。基本的方位（東と西）が逆になり，セーヌ川の流れは自宅から遠くに，西の方に湾曲して描かれ，東北から西南部に向かっているが，実際には東南から西南に弓の形を形成している（図24）。

それゆえ，彼女の体験空間では空間的表象に分裂が現れたかのごとくである。それに対して，過去の記憶の負荷を伴った，住居に直接関係する空間的体験は正しいが，周辺のあまり直接的ではない表象では間違った表象で切断されているように見える。おそらくそれらが情動－感情的観点から見るとより中間的なものであるからだろう。これは驚くべきことではなく，時間－空

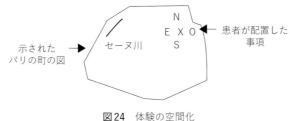

図24 体験の空間化

間的体験は，情動−感情的体験にはっきり結びついているのである。それゆえこれらの事実により，次のことを認めざるを得ない。つまり，その体験には十分に大きなエネルギー的引力が存在し，体験的空間全体の制御を損ない，その結果表象のうちに分岐を引き起こすのである。

言語とそれらの表象のレベルでは，障害は，ここでも，体験された現実とそれらの言語的表現の間に変化あるいは分裂を示している。たとえば，妄想観念は，質問がどのような仕方で出されるかにより変化し，言語により大きな重要性を置いているように見える。しかしながら，病理学的に悪化すると，患者は父親を認めるが，その意味と名称を変質させて神と呼んでいる。彼女自身もさらに異常な妄想性の表象を示し，まず自分がイヴであり，その後キリストの女性としての転生であると宣言し，自己の思考の構造をより重視している。その上それらの表象の現実との一時的な分裂は，自分自身の体験的イメージにも示され，それは彼女の幻覚が示している通りである。彼女は，繰り返して自分のうちに対話する二人の人物がいることを述べている。すなわち，彼女自身と彼女が耳を傾けて答える意識の声である。しかしながら，それらの明らかな分裂は長くは続かない。最後には言語が思考を再修復するが，それらの関係の変わりやすさを示している。

体験された情動−感情の負荷レベルでは，初期の明らかな障害は，おそらく，患者の若年期に体験した感情的欲求不満の代償を示している。ところで彼女の発言によれば，孤独や学友に比べて社会的階層の低さに苦しんだという。それゆえ彼女の病理学的体験では，彼女にとってはもう一つの現実を示す空想の中に感覚的慰めを見出しているように見える。ここで現れる現実と

空想の間の分裂は，同年齢の姉妹の分身という架空の存在により説明される。社会的所属に関しても同様のことが言える。すなわち，彼女の環境は質素なものであり，他方の空想は貴族的なものである。

　ここでもまた，若い頃の苦痛の衝撃，あるいは満足されなかった欲望が，エネルギーの分極を引き起こしているようであり，思考の自然な流れのアトラクターとなっている。その結果エネルギーの分岐が起こり自動化して，システムの制御装置の減衰時に，再度噴出したのである。その時，自然な思考の流れの亀裂が生じたが，体験のレベルと同様に表出される言語のレベルでも起こり，空想的な流れが出現して，病理学的統合へとつながった。また強調しておくべきは，この病理学的統合は，言語的刺激によって意識を制御する警戒心を活性化させることで，一時的に修正できることである。

　他方，この患者は，素質的性向がある点にも注意すべきである。すなわち，非常に若い少女期には演劇に興味を抱き，もう一人別の人物を演じたいという欲求を感じたが，これはより満足感を与える空想の世界へ逃避しようとする人格の二重化への性向を示している。常に彼女は，現実の職業活動（秘書，レストランの給仕，売り子）と並行して続けられる活動を望んだ。

　精神運動性のレベルでは，繰り返される血管－運動性の均衡の破れと疑似－てんかん性発作の前に，血管－運動性や情動的自動症の制御の破綻を指摘できる。

　このように，いろいろな機能不全のぶつかり合いにより現れるのは，意味と表現の分岐の共通する特徴である。その分岐は，体験思考と言語の自動症の多様な統合レベルに位置づけることができる。ここでもまたそれは基底のエネルギー的緊張による引力がこのシステムの制御の力を狂わせてしまうことを意味している。ここで，患者の自発的な発言は，自動化された体験の過去の情動に結びついている。言語的刺激の影響による訂正は，環境世界に適合した表象を伝えるために制御を取り戻そうとする言語によるものである。

　この観察を解釈すると，精神的組織のいろいろなレベルを考慮して，臨床的に分岐の集合を抽出することが可能となる。すなわち分岐の集合は違った形で現れるが，いろいろな異なったレベルで思考と言語の間で繰り返される

仕方で出現するのである。それらの統合によって，精神エネルギーにより生まれた流れの分岐の集合の，バーチャルで質的なモデルを再構成することができる。なおこの分岐は，組織のいろいろなレベルやシステムの集合で障害のあるアトラクターや制御の作用によるものである。

5 －精神病理学的モデルの実現

これまでの観察を通じて喚起されたいろいろな特徴から，**精神障害の表象モデル**を作ることができる。しかし，これらの形態は著しく力動的であるので，すべてを一度に画定できるものではない。それらの形態は病理学的可塑性と，一形態から別の形態への移行の可能性を示している。

これらのモデルが臨床医にとって機能不全の原因である思考の自動症を表している限り，情報科学が貢献するのは明らかである。臨床医にとっては明らかに質的であるこのモデルは，また人工意識の構成主義的観点においては量的な側面を持つ。しかしながら，これら二つの観点を同一視しようとするのは無謀である。なぜならば人間の思考は，先験的に自動症のみには還元されないからである。人間の思考はまた，目に見えるまた隠れた環境の中で，全体的調和を前提とする存在全体だけではなく，自己の存在論も考慮するという特殊性を含んでいる。したがって，思考は，純粋に操作的性質の観点で先験的に位置づけられる場合を除いて，自己完結する記憶の他の進展性システムとは区別される。

ここで提起されるのが，**思考の自動症を活気づけるエネルギーの性質という基本的な問題**であり，それぞれが，その人特有の存在論的な展望に基づいて解決するのである。自然の体験は，情報科学の構成主義による人工体験と同じだろうか？ 先験的に明白な答えがないとしても，疑うことはできる(60)。思考の発想は，システムの内的力動とその環境への反応による，本質的に物質的で生物学的性質なのだろうか？

ここでは，それらの制御と障害の性質の深い理由についての疑問は未解決のままである。現代のロボット工学によって，ますます精神システムの精緻

さが明らかな自動症現象の再生や可能なシミュレーションを別にして，それらはまた既存の多様なシステムの全体的調和性との共同活動的な，自然システムの生得の制御の成果ではないのか。物質的，生物学的そして社会学的なシステムの自動制御された機能は，それらについての単なる類似にすぎず，必ずしも同質のものではないのではないか？

　その選択がどうあろうとも，得られたそれらのデータは，特に類推的な自動化された機能不全をあらゆる方法で引き立たせる。これによって，それはいろいろな治療的態度によってもたらされる制御作用によるものだが，臨床家にとっては本質的に実践的なアプローチである。この目的で，より開かれた第二の選択は，患者にとっては助けになる可能性のある補足的な心理学的な側面を参照できるという利点がある。それは特に，患者自身がこの展望に情動的に，感情的にそして知性的に深くかかわっている場合はそうである。それゆえ臨床家は，治療作用の制御の力動的力を保持したいならば，その信じるところがいかなるものであれ，これらの展望を先験的に排除することはできない。治療作用は，患者のいろいろな体験の識別的アプローチに応えるものでなくてはならない。

6 ─ニューロンモデルとのつながり

　この時介在ニューロンの結合モデルは，重要性を帯びてくる。すなわち，このモデルにより，一方では，どのように引力の場が，ニューロン・グループの場に介入する介在ニューロンの放電機能を助長する累積刺激により構成されるのかを，大雑把に解釈することができる。このように制御に関する形成が調整される。他方，このモデルは，検討する障害それぞれについての機能的仮説を喚起させる。

　このようにして，身体的不安／苦悶とその多数のつながりに関して，基底のニューロン・グループの強すぎる刺激につながる緊張の蓄積の結果として解釈できる。変調ニューロンを介して，それらの刺激が，検討されるシステムの事前の状況によって，興奮と同時に抑制の引き金となる可能性のあるこ

とが理解できる。この時次のことを認めることから一つの解釈が成立する。すなわち、ショックあるいは情動的対立の結果、極度の緊張感が自律神経系のレベル（特に腹腔神経叢、エネルギーの流れの自律神経の収集器）で生まれる可能性があり、この過度の緊張感は臨床的には、この神経叢の深い触診で身体的疼痛によって示される。そして、もしこのレベルですべての皮膚刺激が直接表面的疼痛を引き起こすならば、変調ニューロンや局所的制御装置の再活性化によってもまた、神経叢のレベルにおける緊張緩和が可能になる。この仮定に従えば、それまで感じられていた全身の緊張の緩和をもたらし、場合によっては、組織のその他のレベルとともに現れるつながりの抑制が起こる。

　最後に、神経症状態で検討できることはまた、精神病状態でも有効であり、特に観察可能な流動性と変容についても有効である。この時その相互作用は、いろいろな構造を活性化している表面的なつながりのレベルだけでなく、また深いつながりのレベルでも見られる。このように、ある一人の患者がどのように神経症状態から別の状態、精神病状態へと移行し、あるいはその逆へと移行し、時おりいろいろなタイプの障害の組み合わせを示すかについて、理解することができる。このような症例はたとえば、自殺念慮のある周期性抑うつにかかりやすい女性患者が、神経発作的かつ身体的転換タイプの神経症的行動を示す場合にみられる。

　結論として、精神医学臨床と情報処理技術が出会うことがあり、特に精神障害に加わる思考の自動症の分野においてである。このようにこれらの出会いは、アトラクター、制御装置、エネルギー分岐の作用、そしてその結果生まれる力動的発現に関係する。これらの多様で流動的な自動症は、精神的組織のいろいろなレベルに関係すると同時に、それらの統合、さらに局在的かつ全体的制御に関係する。したがって、精神障害の目に見える複雑で場合によっては見せかけの症状に基づいて、観察者は内的構造の質的なモデル化、さらには計算可能なモデル化を行うことができる。このモデルにより、将来、正常な精神機能と病理学的精神機能の法則をより明確にすることができるようになるだろう。

第6章
電磁互換性
（オリビエ・モーリス Olivier Maurice の
参加を得て）

　精神障害は，神経精神システムとその環境の影響によるもので，先験的に，環境的システムについての電磁気的研究の場から完全に切り離すことはできないだろう。このようなテーマを精神医学で取り上げなければならない場合，きわめて慎重でなければならないので，複雑系の電磁互換性に関する現在の研究に言及して，この新技術の役割についての概観を閉じることにしよう。もちろん問題は，ここに無邪気な確信を持ち込もうというのではなく，この分野における今後の研究の重要性の理解のために役立つからである。
　確かに，磁気説について語る場合，18世紀にメスメル Mesmer の伝説的な過去の研究の類を思い浮かべるだけで，ある種の不信感が生まれる。現段階の知識では，病理学的構造の不意の発生，流動性，変容，消失に介入するエネルギーの流れの《働き》をバーチャル的により良く示すためには，せいぜい，いくつかのデータに留意するだけで十分である。実際，これらの構造は固定的ではなく変化することがあるが，しかし常に十分満足のいく方法でそれを説明できるとは限らない。
　この分野の研究はまだ多くはなく，精神医学では比較的最近のものであるため，このテーマについては簡潔に取り上げるだけであるがそれだけの価値はある。いずれにせよ，新しいパラダイムを発展させる上で，これらの可能性のある役割は，この専門分野での知識にとって重視すべきである。ここでの第一の目的は説明をすることではなく，適切な手法によって推論を導くことのできる道具とすることであり，拠り所となる問題解決法をもたらすことである。総合化の試みに見えるかもしれないが，数式化されるので時にある種の単純化を強いられることになる。これは少なくとも，その複雑性や文字

記述の不正確さに内在する曖昧さをなくすという利点があるだろう。

◉ 概要

　メスメルの古い動物磁気説は正当な理由により退けられており，それに戻ろうとするものではないが，複雑な身体的システムの機能に関する，現代的な研究のいくつかをここで取り上げることにする。おそらくそこから神経精神システムに接近することができる。この目的はただ単に，まだ十分研究されていない要因について注意を喚起することであり，現在も謎のままになっているいくつかの難問を解く上でそれが役立つことが期待される。

　電磁互換性の概念は，皮質－視床－辺縁系に作用する頭蓋電磁気刺激を介して受け入れられ始めているとはいえ，臨床医にはほとんど馴染みがない。

　確かに，あまりにも表面的な類推には用心した方がよい。なぜならば，機械論的な推論がするように，先験的に，精神力学の特性を神経生理学的基盤と同列に置くことはできないからである。しかしそれでもやはり，精神現象の研究が，中枢神経系にかかわる生理学的下部構造を忘れることができないのは事実である。それゆえこの理由で，私たちは電磁気学に関する神経生理学の現代的研究に言及する。実際これらの研究が，すべての性質を解き明かせるわけではないとしても，精神現象の自動的な流れの形成，流動性，変化の理解には重要な役割を果たすことができる。これらはある意味で，すでに検討した方法やプロセスを補完するもである。

　従って，精神障害の内的な働きについての，少なくとも類推に基づいたより優れたアプローチを可能とするいくつかの研究を知ることは，たとえこの内的な働きが精神障害の基礎構造のバーチャルな力動的知識にしか関係しないとしても，臨床医にとってきわめて重要である。おそらく今後，これらの研究は臨床知識の発展を促し，複雑な推論が拠り所とする操作可能な骨格を提供し，充実したモデル化のための源となる可能性があろう[21]。

1－現代のいくつかの研究について

電磁気学はここ数年，現代の臨床医の間で，新たな関心を呼んでいるが，まったく新しい観点からである。

たとえば，経頭蓋磁気刺激法が神経精神の探究と精神障害の治療の分野で有望であることが明らかになった。臨床医は病理学的状態，特にうつ状態を治療するためにこの療法を用い，絶対的に確実ではないにせよ，かなり有効な結果を生んでいる (2, 20)。同様に，経頭蓋磁気反復刺激法によって幻覚状態が緩和されたと報告された (34)。また，抑制のプロセスを強化する目的で，子どもの注意欠陥や多動性障害でも用いられた。しかしながら，難点が少なく許容度も高いという事実から，電気ショック療法に代わるべき新技術として期待されているとはいえ，現在の時点では，その期待に見合う結果は得られていない。

他方で，多くの研究では，複雑系における電磁互換性が検討されている。それらのいくつかは体験される現象にそれを適用しようとしているが，多少単純化した見地ではさらに慎重な検討を要する。だがそれでもやはり，これらの貢献は興味深いものになり得る。すなわち，病理学的人工構造物の，それらのさまざまなレベルの，出現の，変調・変形可能な効果などのエネルギーに関する見解について議論を提出するからである。

よって，精神エネルギーの性質そのものについて検討する時点から，精神障害の形成に介入することになる電磁場仮説を検討することは興味深いことである。

たとえば，ネットワークのテンソル解析を使った，モーリス O. Maurice の複雑系の電磁互換性についての研究があげられる (65-67)。

彼は，電磁気学に関するエネルギーをさまざまな様式の形で検討している。一方は局部的に，電気貫通 trans-éléctriques ［訳注：エネルギーは神経

---

[21] たとえば，物理学の難しい論証は，しばしば図表を伴って説明された。ペンローズの図表的記号，ファインマンの図表，ロジグラムなどを思い浮かべてみよう。

精神的機能の電気的ポテンシャルに関係している］あるいは電磁気貫通trans-éléctromagnetiques［訳注：エネルギー電気的ポテンシャルと磁気的ポテンシャル，仮定的に神経精神的作動ポテンシャルに関係する］する縦波または定常波である。こうして電気エネルギーと磁気エネルギーの流れのネットワークが形成される。最初の見方では，このネットワークは，検討されるシステムの複数の要素を構成する複数の実体に結びついた，ポテンシャル・エネルギーと運動エネルギーに関係している。変化により，このネットワークは，複数の流れ（その他の複数の物理的流れに対する流束）の動きに結びついたポテンシャル・エネルギーおよび運動エネルギーのネットワークとなる。それは変化後に検討される新しいネットワークの閉回路の内部で示される。こうしてこれらのつながりは，ネットワークを形成するために構成された複数のエネルギー場からだけではなく，直接の複数の結合からも作られる。それらは，身体的，精神的要素と，それらを結合する複雑なつながりに関係している。

　実際，これらの複雑系はこれまで見てきたように，機能的な複数の環とそれらの組み合わせに似た特性を持つ。ところで，数学的形式主義は現実の様式を複数のグラフの様式と結びつけることができる。これらのグラフは複数の点（または頂点）と複数の線（または枝）からなり，複数のつながり，相互作用，変化の複雑な挙動を総合し説明することができる。たとえば，複数の流れを構成する電磁負荷の動きからなる精神的な複数の回路を想像してみよう。複数のグラフはこれらの複数の回路を，始まりの単一な回路よりずっと豊かなイマージュで表現する。それらの流れは移動のベクトルに類似し，矢はこれらの流れの方向を指し示している。したがって次の基本的な例では，これらの流れは分岐点1と分岐点2の間に進み，最初の回路を形成する（ベクトル1と2）。しかし，この流れはまた，ベクトル3などによって分岐点1と分岐点2の間に行くこともできる（図25）。

　こうして，機能的構造の複数の圏のさらに複雑で多様な構成が形成される。
　そこに，形成された集合間の相互作用を表す要因が加わる（前に指摘した圏論におけるように）。このように情報の伝播は，電磁エネルギーを伝えるこれらの閉じた構造において生み出された複数の刺激に対応する。したがって，

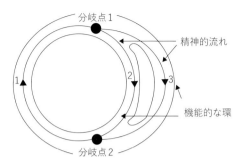

図25　精神的流れのベクトル

システムは部分的に閉じている。なぜならば，それはエネルギーの局部的な交換に応じるからであるが，それは同時に，結合されていないネットワーク間の相互作用の関手を仲介として開かれているので，そこを通って放射するエネルギーの漏洩と環境との相互作用を統合する。

これらの構造の変換はこれらの特性を変える。かくして恐怖症は，矛盾関係の複数のインパルスを生む反応によってブロックされている駆動装置へと向かう神経インパルスの交換によって，モデル化することができる。これは私たちがすでに，圏論的アプローチと構成主義的情報処理モデル化から恐怖症の構成について見た通りである。これらの挙動はグラフの諸要素の諸特性を利用して表現されている。これらは，電磁性において最も一般的であると考えられているアプローチと反対に，直線的ではない複数の関数である。

しかるにこれらの操作のそれぞれは，独自の特性（マトリックスまたは《テンソル》）を持つ関数表に適用される変換によって，数学的に表現することができる。このようにこのテンソルは，検討される構造を表現するグラフの数学的イマージュである距離である（この距離は《リーマンの》距離ではない。これは本来より複雑なものである）。技術的な詳細については，私たちはモーリスの研究を参照している。彼の研究では，これらの概念を実用主義的なアプローチで要約している一つである[22]。

これらの構造はすべて時間とともに変化するので，一つのシステムは，そ

れを構成する先行構造の変容の連続であるのは明らかである。ただし，これらの変化は，数学的対象を作りながら，それらの接続によって組織されるので，これらの接続全体集合は，構造的変化の系統樹の形で組織される。

しかし，このモデル化は機械的であって，測定手段としての特性は，生きたシステム，特に精神システムの反応を映し出すには十分ではない。それゆえ，精神的流れの根源に言及するためには追加的次元をこれに加える必要がある。ただしその起源は先験的に，いかに巧妙でも化学的または物理的機構のみでは説明され得ないものである。このため，検討されるネットワークの機構を操作する因子を考察するべきである。モーリスによれば，厳密な合理性から外れてこの問題に取り組むのに利用できる科学理論は，ゲーム理論である (66)。ゲーム理論は，個人またはグループの利益，信念などによって導かれるいくつかの選択によって起こる変化が実現する可能性がある。すなわち，この理論によれば，諸々のネットワークの変化を，たとえ不十分であれ，一定の規則に基づくゲームにおける成果の最適化によって説明することができる（エラーもまたその後の進展にとって生産的である）。

そこで問題解決のために，モーリスは，確率の数学的操作に基づく方法を提案した。ただしここではそれについて検討せず，その一般的な精神に言及するだけにとどめておく。

その目的のためにモーリスは，身体的構造の説明を，変化するグラフによって記述できる数学的ツールを使用している。一方，彼はゲーム理論を使って，精神的行動や自動症をモデル化している。これら二つの構造はそれぞれに固有の環境の中で検討される。環境で認識される二つの系統樹は，並列して置かれている（図26）。彼は相互の関連性により，生体−社会−精神のプロセスのモデル化を考察している。

身体的な層は，テンソル理論とグラフ理論を結合するネットワークのテンソル解析によって処理される。この解析によりネットワークの記述のさまざ

---

[22]《Proposition d'un formalisme comme support pour les études théoriques en systémique》（システム工学の論理的研究の基盤としての形式主義の提案）。モーリスとレネ A. Reineix (67)。

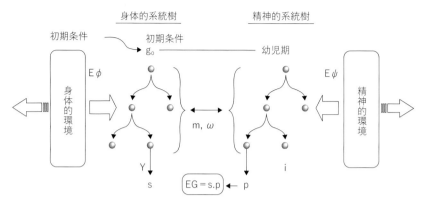

図26　電磁モジュール（モーリスによる）

まなレベル（結び目，分岐，閉回路……）で，多数の操作を行うことが可能となる。これらのグラフは，電気回路，熱回路，生物学的器官などの，さまざまな物理学的または生物学的な構造と結びつくことができる……これらのすべてのグラフは一つにまとまって，身体的世界を表現するスーパーグラフを形成することができる。

　精神的層は，あらゆる点でこれと類似しているが，ゲーム理論に従って作動し，確率に帰結する決定の系統樹を構成している。これらの確率は，システムの過去と記憶に左右される。それらは，身体的層のグラフに見られる複数の信号に結びついている（信号 $s = Y E_\phi$，図26）。同じ次元での決定（構成要素「p」または「i」，図26）のベクトルによる，これらの信号のベクトル（または情報のベクトル）の生成は，システムの変化に影響する利益への期待（EG）を抱かせる。こうして，物理的システムと精神的システムを対の形で研究することで，これらのシステムの進展を研究することが可能になる。

　環境に取り囲まれた二つの層（E_ϕ，E_ψ）は，その層間で結びつけられ（対象「m」と「ω」），環境とそれらの初期条件（g_0）とともに，予想された諸々の連結や諸々の進行，集合の構造を形成する。それゆえ，臨床医はそこからバーチャルな側面での利益を得ることができることがわかる。つまり臨床医

は，不安／苦悶を身体的次元の層と同列に置き，不安／心配を精神的次元の層と同列に置いて，また，それらの不安／苦悶や不安／心配をその他の構造（精神的表象，観念的自動，精神的総合など）の想像的表象に結びつける機能因子を想像して，すでに見たように，神経症の次元の全体構造を理解する。

それゆえこの方法は，進行性変化を伴う複雑系の発展段階に関する確率論的処理のための，複数の演算子，それらの初期条件，距離，複数のグラフ，複数のテンソルを定義することにある。これは，先に考察した圏論を用いたある種のデータを，いわば形式化する試みである。それに，たとえこの技術的面が臨床医の管轄範囲からかけ離れたものであっても，一般的に見れば，臨床医が精神障害を普通認められている症候群や疾病単位の代わりに，動的で可変的な諸々の構造によって，もっぱらバーチャルな表象を正当化する方へと導くのである。それによって，障害の新しい表現と，より障害に合った決定が可能となる。

詳細な計算には立ち入らないが，これらの研究によって次のことがよく理解できる。ごく少量のエネルギーの追加あるいは減少が，不安定な均衡にあるシステムを覆し，以前と反対の状況を作り出すのに十分であり得ることである。

2－臨床的現象の進行との類似性

これらの研究は，病理学的現象の不意の発生，流動性，変化とのいくつかの機能的類似性をよく示している。

もちろん，精神障害を単純な電磁的結果に還元することではない。そのような態度は，それだけでは，神経症的性質（転換，恐怖症，強迫観念など）であれ，精神病的性質（感情精神病あるいは構造喪失的精神病）であれ，諸々の精神障害の複雑性も理由も十分説明できないだろう。しかし，電磁場の変化を，仮説的に考察することは興味深いように見える。この電磁場の変化により，精神的機能障害の説明不能ないくつかの進展を，類推によってよりよく理解することができる。

たとえば，ある一つの組織レベルから別なレベルに移り，新しい病理学的構造を形成する機能的な飛躍がある。それらは，考えられるシステムによって予感された偶発的増加の機能に応じて，エネルギー転換の効果を定めるにせよ，しないにせよ，総和あるいは憶測を呼び起こさないのか？　それはまた，外部環境からの刺激によると同様に，情動的，感情的，知性的次元における現象にも当てはまる。これらの発現現象は，提案された方法で，非直線的な，最も完全な形でモデル化ができる。身体的な層における突然の挙動の跳躍は，距離の機能を制御するパラメータの値の急変で説明できる。《精神的》発現は，ユーティリティ関数の基盤と，ゲーム理論の意味における発展のための初期条件の突然の変化のプロセスによってもたらされる。

　たとえば，複数の外部要因によって不意に起こった強すぎる情動的負荷は，最初の情動－感情レベルの負荷を軽減するために，別のレベルへの通路を活性化する効果を持つエネルギーの流れとなって，はっきりと表れることがある。こうして新しい病理学的構造が作られることになる。そしてこの構造が今度は，その他の電磁束と直接関係を持つことになる。このように，不安／苦悶をかき立てる精神的緊張は，組織の別のレベルに拡散し，すでに考察したさまざまな神経症を生じさせる。この時すべては，ある特定の閾値を境としたこの急変の結果，介入するエネルギーの強さによって，これはアトラクターと制御装置の役割が結びつく。

　こうした仮説が不完全であったとしても，それは類推に基づき臨床で観察されるいくつかの現象に対応するものであり，また，精神障害の原因であるエネルギー分岐を引き起こす，アトラクターと制御装置の概念にも同様に対応している。その一つの例としては，嗚咽，嘆き，不快感といった形でエネルギーが突然放出される情動的なカタルシスがあり，治療によって障害の消失をもたらす。

　それらに関係するあらゆる生物的つながりのある感情的状態についても，また知的状態についても同様で，そこでは諸々の刺激と緊張がさらに，より統合された神経学的形成と関係している。したがって興奮状態からうつ病状態への，またその逆への急速な変化についても同様であって，私たちが観察

できたように，この変化はしばしば急激で，ほんの短い間に突然起こるので，観察者は，十分に理論的な説明を期待している。古典的な躁うつ状態における循環性状態がこのケースに当てはまる。

印象的な例として，開放病棟の病院に入院していた興奮状態の激しく動きまわる患者をあげることができる。彼は指定された神経弛緩薬による治療にもかかわらず，この病院で取り扱えなくなった。興奮状態がひどすぎたので，私たちは隣接する閉鎖の精神病院に収容せざるを得なかった。ところが，新しいところに移されるや否や，患者は鉄柵を乗り越えて歩道へ出ると突然静かになった。すぐに私たちのところにやって来て，閉じ込められる恐怖のあまり逃げ出したが，外に出たら突然落ち着いたというのである。

となるとこのような仮説的表現は，全体的エネルギーの均衡を混乱させるか否かにかかわらず，新しい刺激に従う知的な表象に対応していないだろうか？　ある確率に従って，これらの刺激はこの表象を一定の状態に維持するか，あるいは表象と観察される現象間の均衡を混乱させることになる。

3－精神医学における電磁気学的仮定

繰り返すと，神経症あるいは精神病の状態を，電磁気学的な諸要因だけに還元してしまうのは，精神障害の複雑な性質からして，たとえこれらの要因が，これらの状態に含まれているいろいろな要素の共通要因と考えることができるとしても，無謀でおそらく無益なことであろう。

にもかかわらず，これらの障害に介入してくる自動現象が一定の側面を条件づける可能性があることを認めるとすれば，電磁気的流れの役割に関する仮定は，精神システムの正常なあるいは病理学的な機能の集合エネルギーにおいて検討することもできる。しかしながら，この仮定は現在，純粋に類推的比較でしかない。

このように，臨床が明らかにしているように，精神現象の多くが，この電磁気学と直接に関係する可能性のあるエネルギーの場の変化を連想させないだろうか？　たとえばこれは，ほんのわずかの刺激があれば体験される状態

をひっくり返してしまうような限界を決めるのが難しい不安定な構造に近い場合がある。これまで検討してきたように，突然の気分変化，それらの障害の流動性と変容，病理学的確信の形成あるいは数多くの多様な形態を取る構造喪失の形成による，突然の精神的代償不全についてもまた同様である。同じく言えることは，新しい障害の構造化を示す精神的組織のレベルの間の機能的な跳躍についても同様である（たとえば，気分が変化する時の，偶発的幻覚あるいは道徳的行動の混乱を伴う，妄想確信の出現である）。これらすべての場合にも見られるのは，環境と検討されるシステムの内的転写の条件によって刺激される法則の，急速な変化の典型的な働きとしてである。これらの法則は，諸々の行動の身体的支持と環境との相互関係により導かれる精神的選択である。

　ところで，観察者の認識そのものもまた，そもそもこの集合論の研究が示しているように，最良の結果を得るために次第に進む連続的抽象化に陥りやすくはないか？

　それゆえ，構成された障害形態と基底の特殊な電磁気学的状態の間の直接の相互関係を検討するよりも，むしろ，考えられる電磁気学的場の起こり得る変容によって，障害の一つの状態からもう一つの別の状態への移行を検討することが重要である。このような方向への調査を注意すべきであろう。今後の研究は，このような問題解決へと進むと思われる。困難なことは明らかであるが，このような研究は将来性があると思われるので，臨床医は学際的観点からそれらを検討するべきであろう。

第7章
さまざまな表象の統合

　前述のデータ全体を見直してみると，精神障害の下部構造からいろいろな表象が現れることがわかる。

　一つの同じ研究対象の解釈でも，採用される座標系と期待される知識の洗練度によって変化する。その上また，さまざまな表象の統合も可能であることがわかる。

　これら表象の価値に関して言えば，それは座標系として採用された理論の価値，特に内的なまとまりと，考察される現象との内的一貫性に応じている。

1－表象を細分化する

　表象は，尺度がますます細分化されていく一連の座標系を用いて，洗練することができる。ここでは，これらの座標系によってプロセスの集合と部分集合が次々と作り上げられる結果となった。すなわち，諸々の流れとそれらを結ぶつながりは，圏論概念を用いて見分けることができる。そして，エネルギー特性はこれらを活気づける人工思考システム構成的情報科学の発展による機能的類推による。これらの流れの基盤となっているエネルギーの性質そのものに取り組む前に，これらを予見できるのは，電磁互換性の研究のおかげである。

　したがって，次のことを忘れてはならない。すなわち，機能レベルの統合によるアプローチは，異なる時間－空間的尺度とともに進行するので，ますます細分化された研究と技術的手段を前提とするのである。時間－空間的座標系は，観察対象のレベルが深くなるにつれて複雑さを加える。したがって，

ある個人の集合的行動を考えるとすれば、客体化可能な二次元の空間と時間から、これらを考察するだけでよいのだが、それらの体験的次元に取り組むとなるとそうはいかないだろうし、これらの体験とそれらの下にある流れとの関係であればなおさらである。

統合される座標系によって変化するこうしたアプローチを通じて、精神システムとそれらの障害の建築学的構造をより良く理解することができる。当然、観察者による特別の関心と求める正確さの度合いによって、これらのレベルの一つについて優先的に取り組んでも何ら支障はない。いずれにしても、システムの建築学的構造に深く入り込むほど、病理学的場合にはできるだけ機能障害の諸要因にターゲットをしぼることで、その平衡を取り戻すための処置が容易になる。

したがって、精神障害の知識はますます細分化される理論や方法を用いて、学際的視野から広げて深めることができる。その結果、精神障害を諸々の下部構造とそれらのさまざまな統合様式から取り組むことで、より適切な治療が可能となる。

2－不変要素による臨床的形式化

精密科学と先進技術の座標系から、それぞれに固有の不変的特性を引き出すことができる。また臨床的形式化についても類推によって捉えることが可能である。

こうして私たちは、臨床医が、集合論の概念を参照し、組織レベル、統合レベル、コミュニケーション・レベル、フィードバック（前向逆向）・レベル、自動制御、および他動制御の概念を根拠とすることがきることを見てきた。また、圏論の概念を使用するならば、これらの概念を、尺度を変え、より細かい諸々の階層レベルとこれらを構成する要素間の単純かつ複雑なつながりを参照して、明確にすることもできる。また情報伝達作因や、アトラクターのより特別な観念、制御装置、エネルギー分岐といったより特別な概念に基づいたミクロシステムの概念を採用して、全体的なエネルギーの知識に

基づく概念を考察することもできる。さらに，電磁気学の法則の構成要素から類推的に取り入れて，エネルギーの性質そのものについての概念を検討することも可能である。ただしこれらはいずれも，本研究において検討される学問分野に限っての話である。しかし，当然であるが，他の科学的専門分野を考慮して，他の概念を検討することもできる。

したがって臨床医は，精神障害の下部構造を分析するにあたってそれらが呈する無数の形態を分析し，かなりの数にのぼる不変要因について精神活動の流れのさまざまな組み合わせや統合に専念できる。

こうして，情報媒体の流れとして表され，発展するエネルギーから，不変の機能特性に対応する生命のいくつかの法則に従う，病理学的形態を理解することができる。これらの形態は，相互に複雑なつながりで組み立てられ，生命のさまざまな機能（身体的，情動的，感情的，知性的機能など）にレベルに見合った組織に達している。

こうして，精神障害の下部構造が呈する表象の多様性は，観察されるさまざまな形態をバーチャル的に再構成できる多種多様な認識プロセスによって活性化される。

確かに，障害のそれぞれのタイプは図式的に，相対的安定性を示す主要な力動的モデルに対応し，そこに古典・新古典主義的目印を認めることができるとはいえ，システム内外の諸々の要因の影響を受ける無数の流動的形態がその周りを取り巻いており，一層複雑にしている。そこから新しい構造が浮かび出ることさえあり，モデルとなる初期構造が変容する可能性を裏づけている。

3－未来の分析の展望

本著の中で基準としてあげられる理論は，単なる精神障害の下部構造について考えられる合理的かつ技術的アプローチの例にすぎない。観察現象と矛盾しない適切な理論に基づく他の座標系から，また違った，しかし納得のいくさまざまな表象が得られるであろう。いずれにせよ，精神障害の下部構造

から得られる諸々の表象は，採用する思考の基準的枠組み，すなわち観察現象からそれらを引き出そうとする仕方に左右される。

したがって論理数学的，物理学的，生化学的，技術的などの分野を問わず，別の思考の枠組みに頼ることが理論的には可能であろう。同じ下部構造を示すと考えられる統合結果が得られる可能性が高い。しかも，このような結果は学際的精神に合致するものかもしれない。そこでは，一見異なる現象を突き合わせて基底の類似特性への方向づけが可能になる。

いずれにしてもこの試論で言及している結果は，たとえば精神障害の永続性と流動性の謎に対する唯一の回答などでは決してない。通常の経験的認識では解決できない問題に対して，最も整合性のある適切な一つの回答の可能性にすぎない。

一般的に精神医学では新しいパラダイムの出現によって，精神障害に対するアプローチが変わることが認められる。ここではこれまで検討してきたように，精神障害を見かけ上の形態だけでなくて，内部構造から考察することにもなる。このことは精神的流れのネットワークと，次々に統合される座標系と関連する表象によって，観察レベルを変えるにつれて変化する多種多様な尺度を考慮しながら行われる。

それゆえこの試論から浮かび上がる，こうした複数の座標系を含む多数のパラダイムは，固定化させることはできない。この学際的な性質によって，さまざまな座標系を常に受け入れる状態にある。これらの座標系は，他の科学分野における知識の進歩や，かかわりのある組織レベルをより綿密に意識することによって現れるだろう。

それゆえ目的は何よりもまず，精神医学のような特に複雑な学問分野では，偏見のない精神を維持することである。それは，現在未解決の問題や，発展に伴って必然的に現れる難問を解く試みである。したがってこの専門分野の知識を広げると同時に深めて，変化する他の科学の認識基盤とできる限り同じレベルに保つ試みである。それによってますます確実な全体像を与えることが目的となる。そうでなければ，精神医学臨床が飛躍的に発展する神経科学のおかげで障害のニューロンの構成要素に限定され，いわゆる当てになら

ない援助精神療法の作用に限定されて,衰退するのを目の当たりにすることになる (52)。

しかし忘れることができないのは,まさに諸々の表象は依然として使用する座標系の反映であって,これに関して少しでも進歩したければ,精神機能不全の集合にふさわしい首尾一貫したまとまりのある座標系を整えることが可能でなければならない。そうすると,該当する神経精神的形成の機能とのつながりや,それらの関連する生化学的交換を徐々に明確にして,収集データと環境の情動-感情的負荷の影響を無視しないようにする必要がある。これらのデータの集合を研究すると,精神医学の新たな臨床を可能な限り最適な方向に向けることができるだろう。

総　括

　精神障害の下部構造に関する研究は，精神医学的アプローチの深い変更を含む。こうしてあらゆる専門分野と同様に研究の場を拡大し，そして／あるいはより範囲が広く深く有効な座標系を付加することで，精神医学の刷新に寄与する。

　精神医学に対する見方が変わる。観察者は，比較的静止した視野では，探知するための基準の組み合わせに由来する明確に定められた疾患や障害に閉じ込められていた。しかし絶え間なく再編成するプロセスと流れから開かれた力動的視野へと移る。そうすると観察者の研究の場は，もはや境界の画定された精神障害の限定された風景に縛られず，その他の専門分野にも当てはまる別な学際的視野へと開かれる。こうして，精神的流れが病因的緊張と制御の変動に従っている基底のエネルギーの場に達することができる。エネルギーの変動は，機能不全の形成にまで至り，意識を変質させ，患者の社会文化的に所属している場への適応を脆弱化させ妨げる。このような新しい照準により，認識を制限し誤った方向に導く危険のある，閉じた論理的なシステムや無理論的実用主義的概念への隷属状態が取り除かれる。

　続いて**思考の新たな方向づけ**が起こる。なぜならば観察される障害の変動と変容を前にして，得られるデータを確固としたものにするために，進め方はできるだけ厳密でなければならないからである。ところが論理－数学的概念と現代技術に基づく思考方式は，それらに還元できない主観的体験の研究であることに驚かされるかもしれない。しかしながら，本質的な不変要素と確立された思考様式の研究により，この思考方式はこれらの体験に加わる精神的自動の臨床的形式化を可能にする。それらは必要不可欠な感情移入のおかげで，把握できるのである。その結果，より精密な知識とより的をしぼった治療アプローチが得られる。

それゆえ本書で取り上げた目標は，知識の自然な手段のそれぞれのつながりと役割を明らかにすることである。すなわち直観的で論理的思考，社会文化的な力動と関係のある言語，そしてそれらの意識と存在経験との相互作用であり，その後に精神障害の新たな表象を得ることである。

　それによってそれらの根底にある環や精神的流れの渦巻の多様性の役割を強調する。またそれは，すべての表象がその操作上の座標系に密接につながり，座標系に応じて変化することを示している。すなわち座標系がより精密に厳密になればなるほど，表象はより豊かで深いものになる。それらの表象が偶発的に統合されると，また使用されるいろいろな座標系の統合とも対をなすのである。

　したがって障害のアプローチはもはや直線的ではない。これらの下部構造に達するために，臨床医はより広い情報の一般的な科学認識論的法則に従って，連続的な抽象化を行う必要があり，こうして障害の認識は徐々に，最も本質的な特性に到達するために不変要素の探求へと深く入り込んでいく。それゆえこの前進は，ただひたすら環となり螺旋状となるばかりではなく，最もはっきりした外見から出発してそれらの隠された深みに向かう知識のレベルを変更する。

　喚起したいのは，この仕方は私たちの長い方法論的，科学認識論的，そして開かれた環境での臨床的研究に含まれるものだが，それは知識の頂点へと昇るいろいろな段階を隠喩的に示す一連の著作により表される (54) (図27) [23]。

　もちろんこの連続的なパラダイムの統合は知的な構築でしかないので，異なった座標系に関係するその他のものを除外するものではない。さらにこの研究は，その内部に永続的な認識方法を保持しており，表象の排他的な使用を食い止める。その長いアプローチは，その他の専門分野に起こる進歩を絶えずうかがっている。

　この展望は，疾病の古典的な領域だけに限定され明確に定義された疾患に比べ，より広大でより豊かになる可能性を秘めているが，同時にその逆もある。事実研究の場をその他の専門分野に広げると，それは，ますます練り上げられた知識のパラダイムを利用して，単純なあるいは複雑なつながりを確

総括 221

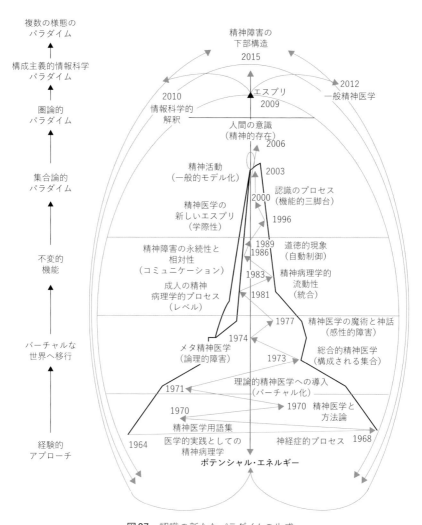

図27 認識の新たなパラダイムの生成
[訳注：この図は Pierre Marchais の著作の発展を示している]

立して，新たな精神的力動に適用できる。特にこの展望は現代科学技術の進歩や精神医学の場との相互関係を考慮するように導くので，適用できる部分が何であるかがわかる。螺旋状の進展に従って見ていくと，この観点はまた徐々に障害の見かけからその基盤へと移行する。また，精神障害についての新たなデータが出ると，古い伝統的な概念を補完することになる。

ここでの重要な目的は，障害の形態をいわば反転させて，その性質をよりよく理解し，精神医学にまったく別の様相をもたらすことである。それは，前に確立された比較的固定された見かけの形態の集合から，変容する可能性のある流動的で多種多様な構造を形成する内外のエネルギー的力動の結果，永続的に再組織化が流れのシステムに移行する。そこを通って，また伝統的な言語から深い意味作用を考慮することへと移行する。すなわち，意味作用は，コミュニケーション，障害の形成，あるいはその両方に関係しているのである。そこを通って，また伝統的な言語から深い意味作用を考慮することへと移行する。すなわち，意味作用は，コミュニケーション，障害の形成，あるいはその両方に関係している。

したがって，**精神医学の修正**を行うことが可能になる。

形態と流れの対立を考慮すると，諸々の体験間の自然な差異は，通常目に見える同一性に比べて，はるかに頻繁であることがわかる。それらの同一性

---

[23] この上昇を続けるにあたって，出版年とともにこれらの著作に示されているいろいろな段階を取り上げてみよう。経験的アプローチに基盤を置いたパラダイムやプロセスの障害の形態化の部分に対応する研究は，研究対象の現象に十分に対応した方法論と語彙により保証された。この研究は，バーチャルな分野でも総合化の展望のもとに継続され，感覚的そして理性的な障害を排除することにより，より理論的な精神医学を目指した。したがって，この研究は精神システムから不変的な機能を抽出することに向けられ，正常のそして病理学的精神機能の質的なモデル化を目的としたものだった。それによって，研究はその他のより厳密な専門分野に向かって開かれたので，それらのデータを利用して，精神医学における学際的な新たな方向づけを導入した。臨床に適用されるこの方向づけや形式化は，集合論的論理-数学的および圏論的アプローチの重要性，それからさらに知識，精神活動，意識そして精神のプロセスにおける感知可能な役割を強調した。それに続いて，観念的自動の役割についての現代技術との類似性をあげた。その結果この研究は，精神医学の新しい全体像を示すに至った。ここで最後のステップは，新しい論理とますます練り上げられる思考のマトリックスの実行により，精神障害の基盤の部分に入り込むことであるが，操作上の思考とそれを表現する言語との相違を考慮しながら行う。この目的はいろいろなパラダイムの統合である［訳注：ここに取り上げられた著作はすべてマルシェのもので，本書に到達するために長年積み上げてきた研究成果である］。

は，しばしば臨床ではあまり重要でない類似性に過ぎない。それゆえ，諸々の精神障害の症状とそれらの言語的表現の間の類似性のみならず，対立をも考慮することが必要不可欠である。

　必要となる思考の諸々のアプローチは，新たな論理（ファジー論理，包中律原理，反対関係論理）を参照する歩みによって，障害の基底の分析を可能にしなければならない。それらは臨床に応用すれば，それらが引き起こす力動の多様性，それらの参加の度合い，そして構造化の様式に関する理解を容易にする諸々の形式化に到達する。

　したがってますます洗練され厳密となるモデルや思考の型（論理－数学あるいは技術的次元）は，それらの整合性と理論的構造化により，精神的組織の表象の妥当性が保証される。こうしてそれらの思考の型が，障害の未知の要素の構造をまとめ上げるための参照になる。

　また思考と言語の関係を明確にする必要がある。なぜならば，それらは諸々の障害の表現，研究，その形成にかかわってくるからである。ところが，それらは状況に応じて変化し，時おり非常に異なった進展を示す場合がある。したがってそれらのつながりも明確化する必要がある。なぜならば体験の一貫性あるいは断絶やそれらの表現を確かめることが重要であるからである。これらの表現は，それらの個人や環境の刺激によって，大なり小なり特定の意味がある。この問題は，患者だけでなく観察者にも関係するものであり，コミュニケーションの的確さの確認を可能にする。

　したがって精神医学におけるこの新たな形式化により，伝統的知識の更新が可能となる。新しい多数の様式のパラダイムが生まれてくる。すなわち，これは新しい論理的アプローチ，そして現代の論理－数学的思考，構成主義的情報科学的思考，さらには電磁気的な思考の型を結合させ統合する。これらのいろいろなアプローチやそれぞれの道具は，知識を段階的に深める進歩の図式にまとめられる可能性がある。

　しかしながら，たとえこの表が障害の下部構造のよりきめ細かい解釈を可能にするとしても，だからといってそれらの障害と関連する体験をそれに還元することはできないだろう。これはただ単に，障害の自動化された内的構

論理的座標系	臨床的アプローチ	目標
集合論	ファジー論理を利用して集合や部分集合を探求する	障害をプロセスで修正する
圏論	包中律の論理を使って圏を構築	エネルギーの流れで障害を修正
情報科学の構成主義	多値的論理を使ってエネルギー的機能不全を探索する	エネルギーの下部構造の掘り下げ
電磁気両立性	確率を利用して下部構造の物理的構成要素の分析	精神障害に電磁気的概念を導入

←知識の洗練

図28　精神障害の下部構造の多様相的パラダイム

造の組み合わせに近づく可能性を提供するにすぎない。

　このように精神障害の新しい表象が得られる。これらの表象は，ますます明確になるバーチャルな力動だけではなく，また基底のエネルギーや隣り合う諸々の情報も説明する。障害やそれらの力動的な基盤の表象は，それらの構造や下部構造に入り込んでいくにつれてますますはっきりしたものになる。

　この点に関して表象の進化を思い起こしてみよう。観察者は，すでに身体的な疾病についての比較的安定した古典的な表象である**精神病**から，より開かれた考え方である**精神障害**に移行している。その表象はここでは**プロセス**そして**精神的流れ**さらに**エネルギーの流れ**の動的な概念となるが，これは，精神的機能とその障害において考えられる構造化様式について，非常に重要な指標を含んでいる。集合と部分集合の概念により，精神システムの全体的な力動組織に関するバーチャルな図式を提供でき（組織レベル，統合，コミュニケーション，フィードバック（前向逆向），自己制御，他動制御），そして精神障害の形成と進展をよりよく理解できる。それらを構成する**精神的流れ**もまた，障害を圏で解釈することによりさらに適切な扱いを可能にする。このような解釈は，今までの表象を，研究対象を相互に結びつけている単純なつながりと複雑なつながりにより，より精密なものにさせることができる。解釈の次元での基底となる**エネルギーの流れ**は，構成主義的情報処理技術のデータとの類推的な出会いにより強化することができる。それらの流れは，

障害の形成に介入する要因，つまり外面的要因，アトラクター，制御装置，エネルギー的分岐などを考慮することで，決定論の解釈を可能にする。最後に，将来的な内容として言えば，**システムの原始的エネルギー**が，それ独自の表象を見出すことが可能となり，観察者に電磁気の知識を参照させるだろう。たとえこのようなアプローチはまだほんの初歩的な段階にすぎないにしても。

　それに続いて，精神障害の下部構造についての困難な問題を解決できるとは主張できないが，可能性としての**エネルギー的仮説の概略**である。これは，精神医学の場を，病理学的構造の力動的研究を目的として，新たな可能性に向けて開くことである。

　このような仮説は，人間のエネルギーの場の存在の上に成り立っているとも考えられる。このエネルギーの極小と巨視的な自然の形成のイマージュによって，無数の局在的・全体的な回路を構成してあらゆる種類の環・螺旋形・統合された流れを形成し，動きをもたらすものである。それらの情報を担う流れは，構成される目に見える形態の起源である可能性がある。このような仮説に従えば，流れは進展につれて次第に濃縮され，環境との環の交流時に，一時的なエネルギー的核を形成する。この核は，固定化し，あるいはその他のものとともに濃縮されて，自動制御エネルギー的構造を構成するが，この構造は最終的に正常あるいは病理性の思考の巨視的構造を形成することになるであろう。

　この精神構成形成の様式は，部分的には普遍的な動力学的イマージュ，そして言語のそれに似ている。それらのあり得るさまざまな組み合わせは最後には，観念的流れの形成の結合体を構成する。そしてその結合体そのものも，アトラクターと制御装置の影響でエネルギー的分岐を引き起こしながら少しずつ変化していく。かくして思考とその機能不全の下部構造が構成されるのであろう（図29）。

　指摘しておかなくてはならないが，選択した読み方の基準により，このようなモデルは，構成主義の統合された構造化，さらにはこのような構造化の起源であるエネルギーの環の電磁気両立性を示している。確かに，このよう

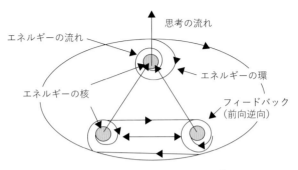

図29　観念的下部構造の基本的モデル

な構造化は，それ自体が研究の対象となる数々の疑問しか呼び起こさないだろう。いずれにせよこの構造化は精神医学における認識の生き生きとした特性を証言するものに他ならない。

　それらすべての変化の最も具体的な効果は，情報を伝達するエネルギーの広大な場を考慮に入れた点である。このエネルギーの場は，検討対象の神経－社会－精神システムに固有な複雑なネットワークの環を活性化するもので，それは生理学的な下部構造から，組織のさまざまなレベル，さまざまな統合，環境との間の無数の内的外的コミュニケーション，そして多様な制御による洗練された知的・審美的・倫理的表象に至るまでをカバーしている。その結果，身体と精神システムの連結によりうまく対処できるが，だからといって合理的なアプローチだけでは到達することのできない精神の特性をすべて解決するものではない (55)。

　最後に，学際的な方向づけが精神医学の発展と永続的な革新を保証することができるように見えるが，それは，その経験の要素への十分な解放を容易にする患者との十分な共感を忘れないことが条件となる。このような方向づけにより，この専門分野の解体を叫んで危機感をあおる予言者に対して備えることができるし，未解決の謎に答えを与え，精神システムの正常な機能と病理学的機能をさらに明らかにすることができる。

文　献

1 - American Psychiatric Association- *DSM III (Diagnostic and Statistical Manual of Mental Disorder)*. 1980. Masson, Paris, 1983.
2 - Barker A. T. - An introduction to the basic principles of magnétic nerve stimulation. *J. Clin. Neurophysiol.*, 1991, 8, 26-27.
3 - Bellugi U., Lichtenberger L., Mills D., Galaburda A., et Korenberg J. R. — *Bridging cognition, brain and molecular genetics : Evidence from Williams syndrome* ; Trends in Neurosciences, 22 (5) : 197-208, 1999.
4 - Béziau Y. - De l'hexagone musical (comme application du corps à quatre éléments, et le formulaire de la logique borroméenne associée). *Mamuphi, 5/11/2011* : http://www. entretemps. asso. fr/maths/Beziau. pdf
5 - Blanché R. - *Structures intellectuelles. Essai sur l'organisation systématique des concepts*. Paris, Vrin, 1966.
6 - Brissaud M. -, « Les espaces prétopologiques », *dans Compte-rendu de l'Académie des Sciences, 280 (A)* : 705-708, 1975.
7 - Campanella S. et Streel E. - *Psychopathologie et neurosciences. Questions actuelles de neurosciences cognitives et affectives*. Editions De Boeck, 2008.
8 - Cardon A. - *Modéliser et concevoir une machine pensante, Approche de la conscience artificielle*, éd. Vuibert, 2004
9 - Cardon A. - *La complexité organisée, systèmes adaptatifs et champ organisationnel*, Hermès, 2005
10 - Cardon A. - *Artificial consciousness, artificial emotions, and autonomous robots*, Cognitive Processing, Springer Berlin / Heidelberg, October 2006.
11 - Cardon A. - *Un modèle constructible de système psychique*. (Préface P. Marchais). http://www. admiroutes. asso. fr/larevue/2011/114/livrecardon. pdf. Licence Creative Commons.
12 - Cardon A. - Vérs le système de contrôle total : *http://www. Automatesintelligents. com/edito/2011/oct/controletotal. pdf*
13 - Cardon A. - *Modélisation constructiviste pour l'autonomie des systèmes*. http://www. admiroutes. asso. fr/larevue/2012/127/Livrecardon3. pdf.
14 - Cardon A. - *Les systèmes de représentation et l'aptitude langagière*. http://admiroutes. asso. fr/larevue/2013/136/LivreACmai07. pdf
15 - Chella A., R. Manzotti. - *Artificial Consciousness*. Exeter (UK), Imprint Academic, 2007.
16 - Christophe A. - L'apprentissage du langae (les bases cérébrales du langage Anne Christophe, in *Université de Tous les Savoirs*, Yves Michaud (Ed.), volume 2, pp. 41-55, Paris, Odile Jacob, 2000
17 - Damasio A and Geschwind N. - The neural basis of language. *Annual Review of Neuroscience*, 7:127-147, 1984.
18 - Drestke F. - Perception, Knowledge and Belief. Cambridge, *Cambridge University Press*, 2000.
19 - Ehresmann A. C. et Vanbremeersch J. -P. - *Memory Evolutive Systems. Hierarchy. Emergence.*

Cognition. Coll. "Studies in Multidisciplinarity" (Edit. L. A. Mc Namara, A. Stubblefield and M. A. Meyer). Elsevier, Paris, 2007.

20 - Etain B. et Dardennes R. - Stimulation magnétique transcrânienne et troubles de l'humeur. *Ann. Méd. Psychol.* 158, 10, 802-804.

21 - Ferber J. - *Les systèmes multi-agents*, Inter Editions, 1951, 1955.

22 - Freud S. - *Introduction à la psychanalyse*. 1914/1917. Trad. franç. S. Jankélévitch. PUF, Paris, 1963.

23 - Geschwind N., Galaburda : *Cerebral Lateralization : Biological Mechanisms, Associations and Pathology*. Cambridge. Mass. : MIT Press, 1987.

24 - Gopnik A. - *Science*, 337, 1623, 2012.

25 - Grize J. -B. - *Logique naturelle et communications*. PUF, Paris, 1996.

26 - Guiraud P. - *Psychiatrie* générale. Le François édit., Paris, 1950.

27 - Guitart R. - *Modélisation qualitative catégoricienne* : modèles, signes et formes in « *À la lumière des mathématiques et à l'ombre de la philosophie. Dix ans de séminaire mamuphi* ». IRCAM. Centre Pompidou (sous la direction de M. Andreatta, F. Nicolas, Ch. Alunni). Edit. Delatour France, 2012, 133-147.

28 - Haikonen P. O. - *The Cognitive Approach to Conscious Machine*. London, Imprint Academic, 2003.

29 - Hofstadter D. et Sander E. - *L'Analogie, coeur de la pensée*. Odile Jacob ; 2013.

30 - Houdé O. et Borst G. - L'éveil de la perception. *La Recherche*, n°477, juillet-août 2013, p. 46-49.

31 - Janet P. - *L'automatisme psychologique* (1889), L'Harmattan, 2005.

32 - Janet P. - *La force et la faiblesse psychologiques*. Alcan, Paris, 1932.

33 - Janet P. - *L'intelligence avant le langage*, Flammarion, Paris, 1936.

34 - Jardri R., Cachia A. Thomas P. Pins D. - The Neuroscience of Hallucinations, *Springer, New York*, 2013.

35 - Kandel E. - *À la recherche de la mémoire*. O. Jacob, Paris, 2007.

36 - Klein E. et Ameisen J. -C. - Le temps est-il un cas de conscience ? Rencontre transdisciplinaire du Centre d'Étude du Vivant, Paris, 18/09/12. *http://mc. univ-paris-diderot.fr/usermedia?*

37 - Kouider S. et coll. - *Science*, 340, 376, 2013.

38 - Kuhn T. S. - *La Structure des révolutions scientifiques*. Paris, Flammarion (Champs), 1983 [1962].

39 - Llinas R. et Paré D. - *Neuroscience*, 44, 521, 1991.

40 - Luauté J. -P. et Lempérière Th. - *La vie et l'oeuvre pionnière de Louis-Victor Marcé*. Édit. Glyphe, Paris, 2012.

41 - Lupasco S. - *Le principe d'antagonisme et la logique de l'énergie. Prolégomènes à une science de la contradiction*, 2e édit., Le Rocher (Coll. L'Esprit et la matière), Paris, 1987.

42 - Männel, C. (2012). *Die Schnittstelle Prosodie-Syntax im Spracherwerb*. Talk presented at 13. Wissenschaftliches Symposium des DBS (Deutscher Bundesverband der akademischen Sprachtherapeuten) zum Thema, Die Bedeutung der Prosodie und ihrer Schnittstellen für Spracherwerb und Sprachtherapie". Philipps-Universität Marburg, Germany. 2012-01-27 - 2012-01-28.

43 - Marcé L. -V. - « De la valeur des écrits des aliénés au point de vue de la sémiologie et de la médecine légale ». *Congrès médico-chirurgical de France. Paris*, 1863, t. I, p. 189-209.

44 - Marchais P. - Création artistique au cours d'une. psychose hallucinatoire chronique. Rôle comparé de la chimiothérapie et de la psychothérapie. *Ann. Moreau de Tours*, T. II. PUF, 1965.

45 - Marchais P. - *Glossaire de psychiatrie*. Masson. Paris, 1970 (avec le concours du Comité d'Étude

des Termes Médicaux Français).
46 - Marchais P. - *Le Processus de connaissance*. Paris, Frison-Roche, 2000.
47 - Marchais P. - *L'Activité psychique. De la psychiatrie à une théorie de la connaissance*. L'Harmattan, Paris, 2003.
48 - Marchais P. - L'angoisse et l'anxiété. Variations conceptuelles. Ouverture à la théorie des catégories. *Ann. Méd. Psychol.* 2004, 162, 3, 196-202.
49 - Marchais P. - D'un concept opératoire controversé : le tiers-inclus, opérateur d'intégration. *Ann. Méd. Psychol.* 2005, 163, 1, pp. 58-64.
50 - Marchais P. - Rencontre entre la psychiatrie et la théorie des catégories. Colloque de mathématiques "Charles Ehresmann: 100 ans", Amiens, 7-9 octobre 2005. *Cahiers de topologie et géométrie différentielles, vol. XLVI-3, 3e trimestre 2005*, http://perso. wanadoo. fr/vbm-ehr/CT/
51 - Marchais P. - Psychiatrie et fonctionnement psychique. Essai de modélisation. Congrès *"Physique et Conscience"*, Centenaire de la théorie de la relativité, Ministère de la Recherche. Paris, 9-10 décembre, 2005.
52 - Marchais P. - Vers la fin de la psychiatrie ? Analyse épistémologique. *Ann. Méd. Psychol.* 2006, 164, 581-589.
53 - Marchais P. - *La Conscience humaine. Des flux énergétiques réflexifs, interactifs, et transcendants*. L'Harmattan, Paris, 2007.
54 - Marchais P. - La pensée interdisciplinaire en psychiatrie. Théorie et pratique. Congrès de Psych. et Neurol. de Langue Française. Perpignan, 18-20 juin 2007. *Ann. Méd. Psychol.* 2008, 166, 1, 40-47.
55 - Marchais P. - *L'Esprit. Essai sur l'unité paradoxale des flux énergétiques de la dynamique psychique*. L'Harmattan, Paris, 2009.
56 - Marchais P. - Des logiques en psychiatrie. Application, paradoxes. réunification. *Ann. Méd. Psychol. 168*, 2010, 621-627.
57 - Marchais P. - *Psychiatrie générale. Fondements théoriques, cliniques et interdisciplinaires*. L'Harmattan, Paris, 2012.
58 - Marchais P. et Cardon A. - Rencontres entre modèles cliniques et robotiques. Du saut entre les organisations psychiques. *Ann. Méd. Psychol.*, 2007, 165, 2, 122-129.
59 - Marchais P. et Cardon A. - L'émotion. Approche clinique et informatique. *Ann. Méd. Psychol.*, 2008, 166, 5, 375-383.
60 - Marchais P. et Cardon A. - *Troubles mentaux et interprétations informatiques*. L'Harmattan. Paris, 2010.
61 - Marchais P. et Cardon A. - De la bifurcation des flux psychiques en pathologie mentale. Étude clinique, informatique, et modélisation calculable. *Ann. Méd. Psychol.* 170, 2012, 19-25.
62 - Marchais P. et Cardon A. - Des attracteurs et régulateurs en pathologie mentale. Approche théorie informatique et clinique. *Ann. Méd. PsychoL*, 171, 4, 2013, pp. 211-219.
63 - Marchais P. et Grize J. -B. - Logique et analogie en psychiatrie. Leur "racine commune". *Ann. Méd. Psychol.*, 1994, 152, 2, 85-94.
64 - Marchais P. et Grize J. -B. - Langage et psychiatrie. *Ann. Méd. Psychol.*, 1994, 152, 6, 358-372.
65 - Maurice O. - *La compatibilité électromagnétique des systèmes complexes*. Hermès. Lavoisier, Paris, 2007.
66 - Maurice O. - *"L'introduction d'une théorie des jeux dans des topologies dynamiques"*. Thèse, Paris,

2013.
67 - Maurice O. et Reinex A. - Proposition d'un formalisme comme support pour les études théoriques en systémique. *Revue Systémica*. Bruxelles. Belgique. 2011.
68 - Mesulam M. - Les centres nerveux, lieux topographiques et lieux fonctionnels, in *Traité de neuropsychologie clinique* (Lechevalier B, Eustache F., Viader F.), De Boeck Supérieur, Bruxelles, 125-140, 2008.
69 - Millotte, S., Christophe, A. (2009). - A la découverte des mots : le rôle de la prosodie dans l'acquisition du lexique et de la syntaxe. *Enfance*, 3, 283-292.
70 - Minsky M. - *The Emotion Machine: Commonsense Thinking, Artificial Intelligence, and the Future of the Human Mind*. New York, Simon & Schuster, 2006.
71 - Nicolas F. - De l'hexagone logique en matière d'œuvre musicale composite. *Cirphles. ens. fr/ mamuphi/seminaire-mamuphi-2011-2012/*.
72 - Nicolas F. - « Le traité d'As-Samaw'al (Al-Maghribi) : L'éblouissant dans l'algèbre » (1149). *Conf. du 20 avril 2013 (Mosquée de Paris)*.
73 - Nicolas F. - La langue arabe berceau de l'algèbre. *Conf du 25 janvier 2014 (Mosquée de Paris)*.
74 - Nicolescu B. - Le Tiers-inclus. De la physique quantique à l'ontologie. *http //pero . clubinternet,fr/ nicol/ciret/bulletin/b 13 /b 13c11. htm*.
75 - Poincaré H. - *La Valeur de la Science*. 'Paris, Flammarion, 1905.
76 - Savioz A., Leuba G., Vallet Ph. et Walzer C. - *Introduction aux réseaux neuronaux. De la synapse à la psyché*. De Boeck, Bruxelles, 2010.
77 - Squire L. R. - Memory and the Hippocampus : A Synthesis from Findings with Rats, Monkeys and Humans in *Psychological Review*, vol. 99, n° 2, pp. 195-231, avril 1992.
78 - Stein, B. E. and M. A. Meredith. - *The merging of the senses*. Cambridge (Mass), MIT Press, 1993.
79 - Thom R. - *Stabilité structurelle et morphogenèse*, W. A. Benjamin, INC, Massachusetts, 1972.

訳者のあとがき

『精神障害の下部構造 Les infrastructures du trouble mental』（L'Harmattn, 2015年）は，フランスの精神医学者ピエール・マルシェの二冊目の邦訳である。巻末にあげるように，マルシェには多くの著作がある。さらに250以上の論文もあるが，彼の研究は系統的であり，本書はそれらのの研究の集大成である。

翻訳にあたって，マルシェ博士には，メールで直接ご指導をいただき，さらに「日本版のための序文」までいただいた。心より御礼申し上げる。

本書は精神障害の下部構造を学際的に検討する。すなわち，DSMの操作的診断学，器質的精神医学，精神分析学，精神力動論などのさまざまな精神医学理論を否定するのではなく補完するものである。そこには精神医学分野だけではなく，現代の科学理論の観点も加えられる。したがって，本書の内容は凝縮され難解である。最も興味深いものの一つは，精神障害の下部構造を明らかにするために，情報科学的構成主義に基づく人工思考（PA）システム・モデルが提唱されていることである。この人工思考システムは，精神エネルギーのネットワークから構成されている。ネットワークは内部の力だけではなく文化的環境の力とも相互作用をして，エネルギーの均衡を保っている。その均衡が崩れると，システムの中にエネルギーの分岐が引き起こされる。その結果，精神機能障害が現れる。このような人工思考システムの観点から，さまざまな精神障害が具体的な症例をあげて解説されている。

人工知能（AI）が注目されている現在，さらに一歩進んだ人工思考の概念もまた視野に入ってくることは当然である。古くから，フランス人は独創的であると言われているが，本書もその一つであり，今後，大きな影響を，精神医学ばかりではなく他の分野にも与えるだろう。

人工思考システム・モデルは，精神疾患に認められる機能障害と正常な精神機能とを対比することによって相補的に構成されている。したがって，精神科医でなければ，構築することの難しいモデルである。しかし，このレベルになるともはや，精神医学だけでは対応できず，現代科学の成果と学際的な視野に立って考察する必要がある。本書では，エピステモロジー，生物学，論理学，システム工学，数学，構成主義的情報科学，電磁互換性，芸術分野などが議論されている。そもそも，マルシェは精神科医であると同時に数学者でもあるので，集合論や圏論が駆使されている。人工思考システム・モデルは，特に，カルドンの開発した構成主義的情報科学によって，根底にあるエネルギーの流れと関連する，精神の自動的な機能に迫る道を開いている。
　もちろん，人間精神や思考は単なる空間的な機械ではない。人間は，生まれてから発達するプロセスがあり，そこで社会的な体験を通じて，思考は発展するので，人間主義的かつ倫理的問題も考察しなければならない。そうなると，思考を検討する場合には，あまりにも対象が巨大すぎて，どのようにアプローチしたらよいかわからなくなってしまう。したがって，単純化は避けて通れないが，マルシェは，言語の発達にしぼって周到に検討を加え，人間主義的問題や倫理的問題を視野に収めることに成功している。

　このように，本書は仕掛けが壮大である上に，使用される概念は先端的で訳者の知識を遥かに上回っている。しかし精神科医はこの人工思考システムに基づく精神の下部構造の研究を無視するわけにはいかない。なぜならば，本書では精神医学の下部構造に基づいて，さまざまな症例があげられているが，その説明は十分納得できるものであるからである。さらに今後一歩進んで，人工思考システムの研究に精神科医は中心的な役割を演ずることになると予想される。
　訳者の考えるところでは，人間精神はその人固有の膨大なデータから構成されている。精神障害の診断や治療は，これらのデータをしっかり処理する必要があるが，もはや従来の精神医学ではそれらにうまく対応できないだろう。やがて，人工思考システム・モデルに基づいて，データを入力したコン

ピュータの助けが欠かせなくなる時代が来るだろう。

　読者におかれては，本書の壮大な視点から，現代精神医学が進むべき方向を展望していただいて，さらなる発展の礎としていただければ，訳者にとっては望外の喜びである。

ピエール・マルシェの紹介

　マルシェと初めて出会ったのは，2004年，サルペトリエール病院のコンファレンスであった。鋭い眼差し，自信に満ちた身のこなし，堂々たる語り口，気宇広大なこと，まさしく，私の想像するナポレオンにそっくりであった。

　マルシェは1924年，パリに生まれ，現在92歳である。1950年にフレスネ刑務所の国立紹介センターの創設に参加した。15年間，刑事施設の精神医学の研究を続けた。

　1951年，シュルスヌSuresnesのフォッシュ医療・外科センターで，総合病院における最初の通院治療のための精神科外来の創設に参加した。この科の精神科部長に任命されて以来30年間活動した。また，フランスのメディコ・プシコロジック学会では，15年間事務局長を務め，国際的（ヨーロッパ，北米，南米，マグレブ）にも活躍した。

　彼の研究目的は，精神医学をさらに科学的に確固としたものとして確立することであり，臨床方法論，認識論的，学際的精神医学などをテーマとして，系統的な研究を行ってきた。特に学際的研究は，デンマークのロスキルドのSCTハンス病院（精神医学・学際研究・国際センター）の生化学者アクセル・ランドラップ教授，スイスのヌーシャテル大学の論理学者ジャン・グリズ教授と，長期にわたって共同研究が続けられてきた。最近では，CNRSの情報科学者アラン・カルドン教授と共同研究を行っており，その成果の一部は本書で紹介されている。

　なお，本書の基礎となっているシステマル法については，マルシェ著で拙訳の『精神活動――脳科学と新しい精神医学』（創造出版）をご参照いただきたい。

解　題

序　文

　古典的精神医学の考え方では，精神障害は，異なった形態により構成され，多かれ少なかれ特定の進行や原因に従属し，並列した症状全体に還元される。精神障害の患者は疾患のラベルを張りつけられ枠の中に閉じ込められる。患者の体験を，DSMのように，無理論的な表面だけの項目の寄せ集めと同列に置き続けること（基準論的態度）は，人格の異質な要素を分散することであり，精神医学の科学的目的から外れる。

　精神障害は，コード化された障害には還元できない。精神障害は，精神システムを活気づける不安定な内部と外部の変わりやすいエネルギーの流れによって形成され，変形し変化する。本書で述べる新しい観点は，類推的および論理的方法さらには数学的で技術的な方法，さまざまな専門分野のデータなどを使用して，学際的な観点から，精神障害の目に見える世界から内的世界への移行を検討する。必要な方法は，論理，数学，情報科学，電子工学などのデータを利用する。これらのデータは，構成主義的目標に向かって，最初の人間主義的で倫理的目標を補足し確実にする。

　精神システムは，あらゆる組織階層のレベルへ伝達され，あらゆる方向へ伝達され受理される情報要素を基盤にしており，絶え間なく再編成されては統合される多数の円環構造を創造する。精神障害の仮説的表象は，相互作用のエネルギーの流れと，生物学的な基盤に支えられた複数の情報要素から構成される複雑な動的構造である。したがって，複数の環境との絶え間ない相互作用をして，目に見える，変動する，場合によっては変容可能性のある諸形態を生み出す。

　新しいパラダイムがエネルギーの発動を示す思考の運動から徐々に生成さ

れる。精神構造の下部構造の変動理由や，流動的で偶発的な精神障害の変化の理由を考察する。

第I部　精神医学における認識の流れのまとめ

　精神医学の歴史的な認識のパラダイムを検討すると，精神医学の新しい科学的モデル化が必要である。精神障害には，多くの時間－空間的尺度から起こる諸々の複雑な現象があるので，これら現象を近似的ではあるが統合する一般的座標系が必要となる。そのために科学的モデル（論理－数学と厳密さで知られている現代技術）を利用する。科学的モデルは，形式化を引き起こして，精神医学的アプローチに適したモデルを作ることができるので，精神障害の下部構造に関する新しいデータが得られる。一見精神医学とは無関係な，厳密な専門分野からの座標系を利用すれば，次の段階で精神医学の臨床に固有な形式化が可能となり，それ自体が新しいモデルを出現させる。

　この場合，操作思考と，その表現や中継の役割をする言語との間のつながりを制御する必要がある。

第II部　思考と言語

第1章　操作思考　直観と理性の関係

　新しいアプローチは，反対関係原理，矛盾関係，包中律原理を利用する推論を使用する。これらにより，障害の見かけ上の対立をさらに良く分析し，それらを構成する流れの内的な機能不全を検討して，精神障害のより深い認識へと少しずつ進んでいく。従来の古典的アプローチは，同一性，同一律，排中律の原理に基盤を置く——「イエス」か「ノー」の方法を利用する——利点はあるが，精神障害の下部構造を明らかにするにはあまり有効ではない。なぜならば，対象が未知であり，先験的には捉えられないからである。

　反対関係論理は六角形のモデルを使用する。アリストテレスの正方形論理が複雑なシステムの認識を掘り下げるには十分ではないからである。六角形

論理は，繊細な外部と内部の質と量の両方の視点から対象の現象を表現できる。六角形モデルを精神障害のさまざまな面と特性に適用すると，それらの構造化に含まれる要素を容易に解釈ができる。

　マルシェによれば，臨床応用において，反対関係論理は，一見して対立するが相補的な異なった二つの要因から起こる問題の解決を可能にする。場合によっては，反対関係の有益な結びつきを実現することもある。二つの対立する観点を利用すると，観察のレベルの変更を意味し，さまざまな見かけの障害を構成する力動をさらに良く理解できる。たとえば，臨床的には，ある現象が必然的に存在していない，あるいは十分に存在することがあるが，これは多少とも部分的に存在するか，あるいはどちらも存在し得るかである。これは，複数の項目があるかあるいは項目のないことで，可能な指示関係に対して介入して，体験に関するあまりにも根源的な論理から解放されるように導く。これらの体験は，より微妙な差異をつけられるか，あるいはしばしば面食らわされる（たとえば，混合状態において興奮と抑うつの混合のような，それらが存在するかどうかはっきりわからない場合）。反対関係論理の利用によって，精神医学的研究に起こり得る変化がわかる。

　ここで，本書の中核をなす包中律 tiers inclus 原理について解説しておこう。本書では tiers obligé という言葉も使用されているが，これは tiers inclus と同じ意味であるので，包中律と訳した。ティエール・アンクリュ tiers inclus は最先端の論理であり，まだ日本の辞書にはない。したがって翻訳は困難であった。直訳すれば，「第三命題の包含」という意味である。これと関連する用語としてティエール・エクスクリュ tiers exclus，すなわち「第三命題の排除」があり，一般に排中律と呼ばれている。排中律は，一つの命題とその否定のうち，どちらか一方だけが正しいことを主張する規則である。

　包中律は排中律と対立する多値論理に属するようである。多値論理は，真理値の値を，いわゆる真偽値すなわち真と偽の二つだけでなく，それ以上の多数の値とした論理体系である。ここで wikipedia を参考にして私の理解したところを述べておこう。

　　https://fr.wikipedia.org/wiki/Tiers_inclus

包中律の概念は，ステファヌ・リュパスコ Stéphane Lupasco の提唱した矛盾の力学的論理のことである。それは最大の矛盾の論理的モーメント，あるいは，物質‐エネルギーの最大の直接的仕方，つまり矛盾状態を意味している。すなわちそれ自体矛盾するものである。リュパスコは，この概念で，量子的真空や精神現象を説明するニューロンの状態を解釈している。

　包中律はエネルギー論理であり，エネルギーの出来事に適用される。また対話関係の公理的体系（たとえば量子力学の波動と粒子）である。しかし，この包中律論理は排中律論理を排除しない。つまり，排中律は排除の論理であるので，単純な場合には当てはまるのである。しかし社会的領域や政治的領域のような複雑系には無効である。

　エドガー・モラン Edgar Morin によれば，包中律は同じものがそのうちに特有の拮抗作用，特有の多様性を含んでいることを意味している。

　「私は自我であり，私は自我ではない」。たとえば，私たちが「わたしは語る」という場合に，自我が，意識的な主体として語る。同時に，私たちの脳内や身体内で機能する機械装置，つまり私たちが無意識であることが存在する。また，私たちを通って，語る文化，《原因として働く機械》，つまりこの機械を通って語る私たちが存在する。無名の者，つまり語るエスが存在する。それゆえ，このことは，実際に自我同一性の原理は複雑であるということを意味し，統一性の中の異質性と複数性を含んでいる。この意味で，包中律原理は，人は同じ人と他者であり得ることを意味しており，排斥しあうかあるいは対立すべき命題を考察し関係づけることができる。

　包中律の論理に基盤を置くアプローチは，相補的なかつ矛盾のない仕方で，外見的には反対関係の裏側を検討し，根底にある諸々の要因に集中し，その他の専門分野で生まれた仮説的な概念をもとに，差異の問題を解決するようにする。精神医学と，論理‐数学的理論（集合論，圏論），技術（人工意識に関する構成主義的情報科学），物理学（複雑系に応用される電磁気学）との出会いがなされる。

　疾病分類学の考え方は，精神医学の概念の変化を示している。DSM は，多数の陰性と陽性の統一基準に統合するために，無理論的な仕方で細く分析し

ていくつかの項目を構成した。しかし，この排中律の論理に関連する認識の背後には数多くの矛盾と検討すべき未解決の問題がある。反対関係論理によれば別の方向づけが可能になる。この観点は，組み合わせ，精神的流れの統合の複雑さ，また一方では生物学的力動のレベル，他方では環境的力動（教育的，社会職業的，文化的，気候的）のレベルで見られる対立関係の複雑さに直面して，事前に決定された形態の限界を取り払う。対立論理によるアプローチは，常に再編を繰り返す構成主義的力動の観点へと導く。精神病理学はもはや，疾患概念からではなく，プロセスの概念から始まってエネルギーの流れから検討されることになる。

　精神障害に見られる類似性の背後に，構造的差異が隠れており，相互に，共通の構造化が異なった形態で見られることがある。これは大部分，障害の実際の性質と可能なさまざまな表象との間の差異によるものである。この点に関して，精神病よりも神経症に多く見られる状態から，いくつかの重要な例をあげることができる。

　質的および量的アプローチがある。質的分析によって，一見，同じ型の障害について支配的な特性，場合によっては相補的でありながら対立する特性を表現できる。気分（陽気さ／悲しみ，関与／無関心），運動的力動（加速／減速，失調／失行／カタレプシー／緊張病などの有無），病理的構造化の様態（転換／恐怖症／強迫観念，システム化された／分裂性妄想）などである。

　神経症の研究において，包中律の論理が，不安／苦悶angoisseと不安／心配anxiétéの微妙な問題を解決する。従来のフランス学派により区別されている（不安／苦悶は身体的であるのに対して不安／心配は精神的である）が，アングロサクソン学派は混同している。

　精神病の研究でも古典的疾病分類学は，原理的に異なるだけでなく反対関係の症候群である躁病とうつ病を区別した。躁病は特に，精神運動性興奮と異常な陽気さが特徴であるが，それに対してうつ病は，鈍化と精神的苦痛を伴う鈍化と，悲しみを伴う鈍化によって明示される。古典的なアプローチは，この対立を強調しただけでなく，この二つの状態の症候学を関連づける混合状態も強調した。包中律の論理によれば，古典的な論理的接近法だけでは困

難な混合状態の多様な形態や非定型躁－うつ病状態と統合失調症をうまく区別できる。興奮状態はうつ状態の構成要素を排除するものではなく，これらの状態は，関係している精神システムの組織レベルによって異なった仕方で出現する。これらの場合，病理学的に反対関係の二つの形態が存在するが，必ずしも矛盾してはいない。また神経症や精神病において，一つの障害から別の障害への移行形態，それらの連合そして可能なつながりを分析することができる。

関連する量的アプローチは反対関係論理により可能となる。精神運動性活動（興奮あるいは低下），気分の方向づけ（陽気または悲しみ），もたらされる知的影響（連合した妄想観念，幻覚，時間－空間の方向づけ）である。それらの特性のそれぞれについての特異性（強度，頻度，障害の感作など）の標準化ができる。

思考を言語に結びつけるつながりの分析法によって，精神医学の新しい認識と治療法が得られる。言語が思考を表現し，思考に参加し，思考と共同活動を続けるとすれば，思考を二項的機能だけに還元することはできない。精神的体験は，個人から他者に変化する可能性のある包中律に依存する繊細でかつ流動する，数々の差異を考慮しなくてはならない。反対関係論理によって，思考の一般的形態や，それらの古典的な形態で見出される見かけの内容だけではなく，それを構成する多様な個々の流れ，その内的建築学的構造が明らかになるので，精神障害に接近できる。

第2章　言語とその結びつき

言語は，身体，思考，環境，そして精神障害の性質を明らかにできる力動的な臨床的観点と関連している。ここでは，本書の核となるカルドンの構成主義的情報科学的観点を構成するための準備作業がなされる。

乳幼児の四つの発達段階が検討される。それぞれの段階は，精神的システムの発達におけるさまざまな仮想レベルに相当し，それぞれ異なってはいるが互いに密接な関係を保っている。

形成された言語には多様な側面がある。統辞論は，運動性，感情性，情動

性そして知的な活動の統合的で継起的な制御の発達を伴っている。

過度の緊張は，思考運動あるいは言語活動装置に活性化，抑制，言語機能と思考の間の破断を引き起こすことがあり，精神的機能不全の原因となる。感情もまた言語機能を混乱させることがある。

言語活動の形成は，精神システムの下位システムとして現れる。思考と言語は共同活動的かつ相互活動的である。

言語と思考の二元性，共同活動性そして相互活動性は自動性の基底的介入がなければ存在しない。精神病理学において，制御に不全がある場合，これらの自動症は精神的機能に適切でない仕方で介入することがあり，患者の言説に影響を及ぼす。これは，記憶された表象の変容をよく理解させる。

言語活動と精神病理学との対応は，言語と思考の二元性，共同活動性，相互活動性，自動性の概念を考慮する必要がある。一部の障害は，観察者の視線には隠されたままである場合がある（軽度神経症，隠された抑うつ症）。一方，その他のものの中には反対に現実よりもずっと重く見えるものがある（たとえば，非定型躁－うつ精神病の疑似－統合失調症の外観）。そして，たとえ言語機能が緊密に精神障害の形成に加わり，その習慣的な表現様式であることが明らかであるとしても，障害全体を解釈できるわけではない。精神障害の基礎構造に関する研究は，理解するためだけではなく，使用される知識の様式も考慮すべきである。

観察される現象について可能な限り全体的なビジョンに頼るべきである。

支離滅裂な言説，あるいは先験的に非常に理解しにくい言説では，病理学的でない場合，慎重に検討すると現実の意味を確かめることができる。

制御に欠陥のある精神障害の場合，操作思考と言語機能の関係は分裂が認められる。言語と，言語が表現する思考との間のつながりを検討すると，形成されて表現された障害において，それらの絡み合った役割を明らかにできる。

第3章　精神病理学における思考と言語の役割

言語の役割と思考の役割について，それぞれの機能と双方を結ぶつながりをはっきりさせる必要がある。

言語はすべての精神障害を反映することはできない。言語と思考には共通の活動があり，それぞれの活動のかかわり方は，多かれ少なかれ特有でどちらかが支配的な形で関与する。思考と言語の操作的価値は，この二つを結びつける感覚的および合理的なつながりの性質との相関関係によって変化する。

　精神医学の実践では，言語により指示される目に見える記号だけを優先する思考システムの限界を物語っている。言語と思考の関係について考察される。

　精神障害は，それを内的に生きる患者において，そして同時に障害を検討する観察者との外的な関係によって，言語により表現される。この言語は象徴的意味の表象と言葉により，感性的，知的体験を表している。

　神経症では，障害のさまざまな型は，患者の体験や行為の変容をもたらす場合でも，言語と思考の関係は根本的な変質を意味しない。

　構造喪失では，言語と思考はそれぞれの特異性と関連性について変質を受ける。表象のテンポ，意味，構造が混乱する。

　言語の変質は，分裂言語症に見られるように，シンタックス，文法規則，語やその形態そのもの，さらには文字の意味が消滅することによる，談話および思考の構造の損傷として説明される。

　妄想では，体験された感情は言語が表現する異常な行動を伴うことがあるが，患者は意味の誤りに気がつかない。意味と談話が変質すると，体系化されていない妄想を引き起こす。想像妄想では常識を欠いた想像があふれ出し，表象をコントロールすることができない。パラノイア体系妄想では，混乱した発言の意味と，保持可能な一見論理的な発言の構造の間に，判断の障害を引き起こす病理学的句切れが表れる。

　幻覚では，操作思考と言語に問題が起こる。幻覚はこの意味でより複雑であり，幻覚は精神病理学の《要石》と見なされる。テーマに関する表象は，しばしば時間－空間的体験の構造喪失を伴い，体験される時間－空間は，客観化可能な時間－空間から《離れて》現れる。精神システムの建築学的構造全体は，生物学的基盤，体験の時間－空間的組織から，思考を構成するさまざまなレベル，そしてそれらの構成要素の多種多様な統合可能性にまでに及んでいるので，現実と分離した言語によって表現される。

臨床的結果をみると，表現された言語と精神障害には多様な可変的関係があることを示している。変質は，さまざまな精神的組織（神経症）に関係する自動症的つながり，あるいは精神的組織内でのつながりの影響，およびその全体的制御（精神病）にかかわっている。

問題は，言葉の意味と示される精神障害の構造化様式との関係に基づいて提起すべきである。言語と思考の共同作用から，言語活動の基底部分の損傷が精神障害を引き起こしたり，再び活性化させたり，維持したり，あるいは進行させる可能性がある。

神経症の分野において，不安／苦悶は病理学的緊張が表象や言語と結びつく。身体的転換では，言語の外的刺激は情動的影響を介して，敏感な患者の調整要素の動揺を引き起こし，言語活動の機能障害の原因となり，障害の表現そのものとなる。恐怖症では，言語による表象が不安／苦悶を媒介し思考調整の役割を弱める働きがある。強迫観念は不安／心配と結びついている。表象は思考システムの統合障害を表し，表現する内的言語により障害を再活性化させ維持して習慣を形成する。

精神病の分野において，躁的興奮状態では，時おり一語発しただけで，すぐに複数の言葉の突発を引き起こし興奮が再発する。うつ状態では，不安／心配を引き起こす言葉が患者の体験をより苦痛なものにする。混合状態では，言語と思考システムの差異と共同活動性の共存が認められる。構造喪失の緊張病的形態では，言葉によるコミュニケーションを取ることのできない硬直や見かけ上の死の状態の患者が，初歩的であっても発言の意味をしっかり感じ取り，それに対して内的に反応することは十分にあり得る。妄想の場合でも，特に迫害妄想では，ある名前，音，または会話を耳にするだけで妄想をよみがえらせたり引き起こしたりすることが知られている。

臨床的結果をみると，複数の精神機能不全における言語の役割を考える場合，命名し，分類し，治療するために診断を下すだけではなく，またその深部の構造化も考慮するべきである。また逆に，もしこの構造化がより基本的な形で現れるとしても，言語活動的表象が果たす重要な役割を忘れてはならない。

現実は精神病理学に比べてはるかに複雑であり，思考と言語の関係は，患者にとっても観察者にとっても多様である。

言語は操作思考と共通の力動から生まれる一つの結果であり，自動症の影響を受けるが，それ自体は創造された自動症の影響下で独立して進化することもできるし，思考との間に形成されたつながりから思考に影響を与えることさえもできる。思考と言語を識別し，それぞれの影響を評価することが必要である。

第III部　精神障害の下部構造の表象

第1章　精神システムの建築学的構造

神経精神システムは，一定の年齢まで発達を続け，さらに一定の可塑性に従っている。このシステムは，異なった機能向けの層と多様なつながりの力による，建築学的構造をなしている。この構成は，精神システムの理論上の多様な空間的表象を生み出し局所論と呼ばれている。

集合論的観点では局所論は，精神システムの支えをなしている。マルシェの精神システムは，彼の提唱するシステマル法である。図14に示されているように，知的レベル（a）と環境レベル（b）から階層的に構成されている。知的レベルは，高い方から，精神的総合，観念的自動，精神的表象，情動－感情，身体－本能である。環境レベルは，高い方から，文化環境，社会環境，教育環境である。知的レベルと環境レベルとは，バーチャル空間を示している（図14）。このバーチャル空間でそれぞれコミュニケーションして，相互作用を行っている。このシステマル法は圏論や構成主義に応用されさらに発展する。

第2章　精神的流れのネットワーク

精神障害の下部構造の問題は，主として感性的類推的アプローチによる解釈的様式の精神分析の研究対象であった。しかし精神機能の画像は飛躍的発達し，神経生理学的基礎研究が行われている。他の学問分野の論理的アプロー

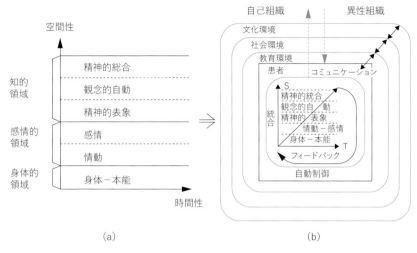

図14　システマル法の観察の尺度と構成単位

チを用いた，臨床的および学際的方法も行われている。

　精神障害とその基礎構造の客体化可能な時間－空間枠は，採用されるアプローチの型に応じて異なっている。障害の全体的な概念は対象化可能な空間（形態）と時間（進展）に基づいている。

　構造解析は，さまざまな様式や座標系に従って行われる。集合論的論理がある。圏論的数学理論は，さまざまな構成を結びつける単純なつながりや複雑なつながりの論理的分析により，対立を考慮することで接近を実現する。情報科学的構成主義的モデル化は，精神システムの機能不全を構成するエネルギーの流れと情報の流れを考察して，類推を用いたアプローチによって行う。また，機能不全は，神経科学的研究が示すように，基底の電磁的要因を検討することもできる。

　これらのさまざまな座標系は，変化に富んだ構造を持つ変わり易い精神の流れの仮説的ネットワーク全体を対象としている。

　精神システムは構造化されている。精神障害の下部構造の研究は，精神ネットワークの中で機能障害をもたらしやすいさまざまな要因を追跡することで

ある。精神システムは発展途上で生成される基底の神経－機能形成でできた動的ネットワークを構成し、たえず再編成されている。形成された組織レベルは、さまざまな（本能的、情動－感情的、知能的）機能に対応している。

精神機能障害は、精神システムのネットワークの内部で、制御を引き起こすエネルギーの凝縮が形成され、局所的および全体的な機能の環の形成がなされる。これらの制御に影響を及ぼす緊張が、精神システムの環の中にエネルギーの分岐を引き起こし、全体的な均衡が乱れることにより、機能障害が現れる。神経症や精神病の構造が形成され、それらは互いに変化し、さらに連合し、そして連鎖していく。

エネルギー保存の原理に従い、精神的流れのネットワークの一部がエネルギーの変動をこうむると、拮抗する作用がすぐに起きて、均衡を維持しようとする。システムの均衡は、対立的かつ相補的な流れの全体的な規範化によってもたらされる。これは同時に、システムの内的な場、それらの多様なレベルや環境と関係がある。

過度の緊張感がさまざまな原因によって現れる場合、局部的そして全体的制御の反応を伴っている。そして、それらの制御が均衡を取り戻すのに十分ではない場合、精神的な建築学的構造のいずれかのレベルで生みだされた不均衡が始まる。これらの分岐が介入して精神障害を生ずるが、このような力学的な特性の結果である。したがって、システムの内的そして外的な緊張の無数の要因が、これらの機能不全の起源として介入する。

また固有の機能的法則をもつ大脳機能の根底にある多様なニューロン形成の役割も介入する。神経の基質は、システムの情報を保持している精神活動の流れを直接に条件づけるのではなく、その支持体である。その結果、精神的流れと精神システムに固有の建築学的構造の間につながりが生まれる。ニューロンや介在ニューロンのグループの活動が精神活動の基盤にある。

第3章　集合論的表象

精神活動のシステムは、集合論的に検討すると、集合と部分集合からなる建築学的構造をなしている。集合論に基づくシステマル法は、精神システム

とその障害を仮想的に検討できる。

　系統的アプローチ：精神的組織の多様なレベルを区別して階層化する。個人的尺度としては，本能－身体的，情動的，感情的，知能的などの部分集合を考える。知能的部分集合は下位の部分集合，すなわち精神的表象，観念的自動，精神的総合に対応する。

　環境は，教育環境，社会職能別環境，文化環境の部分集合で階層性をなしている。

　精神システムのバーチャルな表象は，個人的尺度と環境的尺度に依存し，個人は環境的尺度と絶え間ないコミュニケーションを行い相互関係にある。この尺度の統合が，系統的な観察基準を構成する。また，多様な集合と部分集合は，数多くの局部的・全体的なフィードバック（逆向前向）的機能回路，自己制御回路および他動制御の回路がある。

　バーチャルな表象は，症候学的に疾病単位による固定された形態で認識できない。精神的制御不全の一体化された異なるレベルで，また流動性と変容の可能性に対応する力学的形態で捉える。

　精神障害は，精神システムの内在的な構造のさまざまな統合の産物や環境との相互作用の産物である。機能的構造やシステムを構成する構造の集合に対して，調和的な目標を有するシステムのエネルギーに対して統合的圧力を加える。

　この方法は，障害にフィードバック（逆向前向）の環の推進力をもたらしそれがそれぞれの機能的構造や全体と関係のある自己制御を生む。したがってこの方法は，自動生成しながら生き残ることを目的とした生体システムの発達を明示し，特に，それまでに形成された機能的構造を基にそれを仕上げる言語のシステムを出現させる。

　これらの機能的構造は，自動制御された一般的な自動症と環境的刺激から作られ，社会文化的に異なった形態を生み出す特異性を整える。したがって，同じ一つの思考を表現できるさまざまな言語活動，多様な言語が存在する。

　こうして生体システムが人間の形を取るようになるのは，自己制御された自動症の長期間に及ぶ連続に依存するばかりではなく，また誕生してすぐ事

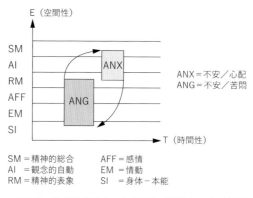

図15　集合論的見方による不安／苦悶と不安／心配

前にプログラムされたエネルギーの特異性にも依存している。

したがって，精神病理学は，精神自動症の変質，それらのプログラムされた統合（ここから遺伝因子の役割が生まれる），発達段階で獲得した変質だけではなく，環境的影響にも依存する。精神障害は，外見的な形態だけでなく，直接，身体－精神的系と環境，それらの統合，それらの全体的な環のさまざまな組織レベルで起こる可能性のある制御不全の結果として考慮される。

不安／苦悶と不安／心配は，古典的なフランス学派によれば，不安／苦悶は本能－身体的レベルに関するものであり，不安／心配は知性的レベルに関係している。二つの状態は結びついており，一方が他方を生み出す。ここで図15を再掲載する。

集合論的アプローチは，障害に組み込まれたさまざまな構成要素，制御，相互作用を考慮するもので，精神障害の構造的アプローチで，評価できる初めての力学的近似法である。障害の影響領域と変容の可能性を検討できる基盤となる部分，つまり，病因となる緊張や，それらの投射，興奮要因，抑うつ要因，構造喪失要因などをよりよく理解できる。

第4章　圏論的表象

　圏論は，流れが作用しているシステムの基底の層や，それらを結びつけ形成するつながりを明らかにする。精神障害の研究に圏論を援用するのは初めての試みである。

　1－方法論的特性：《圏論》の概念は，複数の対象（グラフの諸々の頂点を構成する）とそれらの間に存在するつながり（射または準同形，矢で示す）により形成される。精神システムは，異なる対象の間を結びつけている力学的流れの関係性による。精神障害ではこれらのつながりの障害を示す。

　2－精神病理学への適用：神経症的状態について圏論を使用すると，不安／苦悶と不安／心配について詳細なモデルを作ることができる。

　図18を説明しよう。Kは圏（カテゴリー），tは経過する時間を示す。また一番下は生理的レベル，その上のレベルが身体的レベル，一番上が精神的レベルである。左側にまず，始まりt1として，体験された現実（情動性ショック，感情的葛藤）がある。K1は，その時に受ける身体的影響として一つの圏を構成する。時間が経過してt2になると，生理的レベルで自律神経障害と関係するK2の圏が生ずる。t3になると，身体的レベルで身体的不安／苦悶と関係するK3の圏が生ずる。t3からt4への経過中に，身体的レベルでは，喉の球，胸部圧迫感，胃の膨満感が現れて，精神的にも体験される。t4になると，生理的レベルの障害や身体的レベルの残留する身体的不安／苦悶が現れる。t5では，精神的不調のK5の圏が形成されて精神的不安／心配と関係する。

　圏論によれば，経過する時間と精神システムの階層性（生理的レベル，身体的レベル，精神的レベル）との関係が矢で示される。このようにして，恐怖症，強迫観念，妄想観念などの神経症的症状における神経症的構造を示すことができる。

　精神病的状態：精神病的状態は多種多様に複雑に結びつくより多くのプロセスや流れが介入するので，圏論の矢により表すことはが難しい。しかし，圏論の矢によって理論的に，機能不全の主要な二つの型，病理学的エネルギーの振幅の形態および構造喪失の形態を表すことができる。

　感情精神病とそのエネルギーの振幅：感情精神病における使用可能なエネ

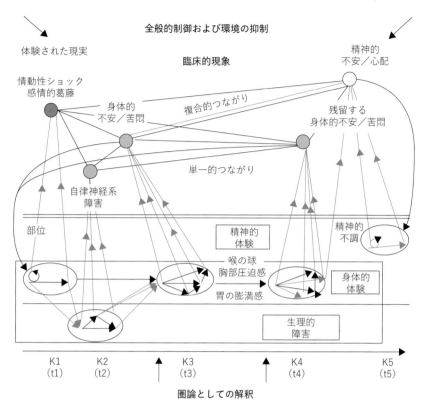

図18　圏論に基づく不安／苦悶と不安／心配

ルギーの病理学的変容は，本能－情動－感情的レベルのエネルギーの突然の増大，または逆に，制御不能な崩壊による。病理学的変化はさらに知能的領域へと拡散し，ひとつまたは複数の組織レベルさらにはその全体や時空間体験にまで及ぶことがあり，侵されたレベルに応じてさまざまに現れる。興奮プロセスから自己消滅の欲望（うつプロセス）にまで至る。

　構造喪失は，組織レベルの一つ一つまたは複数，さらには全体の特有の統合に悪影響を及ぼし，構成要素間のつながりを混乱させる。この混乱は多種多様な形態で現れる。すなわち時間－空間的体験を混乱させ，社会的行動，

運動活動の関係，感情，観念的自動を変質させる結果，突然に支離滅裂な妄想観念，さらには外部の現実にまったく対応しない幻覚的感覚や思考を作り上げる。

さまざまな精神医学的学派，たとえば古典主義，精神分析，行動主義，精神－薬理学，基準論などのアプローチは，独自の特性により定義される圏論に相当し，精神的流れ（射により力学的に表される）に基づいて相互に構造化できる。

第5章　構成主義的情報科学的表象

構成主義的な情報科学的観点から，人工思考システムがモデル化される。構成主義とは，構造的構成要素と構造化された部分的活動が組織化され方向づけられる，という情報科学的理論である。精神活動システムの形態は，エネルギー的および情報的プロセスの結果として構成主義的に記述できる。人工思考システムでは，アトラクターと制御装置とエネルギー分岐の関係が重要である。精神科臨床を情報科学的形式化から生まれた人工意識のデータのみに還元することはできないが，人工思考システムのモデルによって，正常な思考や病理学的思考を発生的に理解できる。

1－人工思考システムの構成の説明：建築学的構造に基づいている人工思考システムは，内的刺激と環境の刺激に対して，統合されて変化する多様な反応の集合として現れる。人工思考システムは，フロイトの第一局所論（無意識，前意識，意識）に基づいて，基本的なエネルギー回路に基盤を置いている。人工思考表象は，志向により方向づけされたエネルギー的変化の凝集の結果であり，思考回路の生成にとって最も重要である。この統合は，象徴的で言語的にイメージ化された様式で，システムの内部と外部の流れと情報を内面化することでなされる。その時，言語と思考は区別されてはいても，共同活動性により結合された状態である。

人工思考システムは，情報を保持する推進力の階層構造をなし，情動と欲動の間の共同活動の感じ取られる表象を生み出す。大半の欲動は，組織的な記憶が適合する仕方で感情を表現する身体の形態学的要素に結びついている。

表出の集合は,制御ネットワークにより制御される。

2-システムの活動と制御：構成主義的理論では,制御装置とアトラクターは,機能と機能不全の理解に重要である。人工思考システムの活動において,制御は人工思考システムの構成要素をシステム全体に適合させ,流れを活性化し,抑制する。制御装置は,あらゆる尺度の要素間の関係を管理し,表現される思考である創発的な形態へと導く。抽象化,推論,判断において,情動,感情,適性の表現のためのあらゆるレベルの制御装置が存在する。

アトラクターとは,ある力学系がそこに向かって時間発展をする集合のことである。アトラクターは精神活動のネットワークのすべてのレベルに見られる。関係性のネットワークは,システムの基盤的要素,あるいは構成要素の集合の形態と行動を変化させる。そして,基礎となる要素の分野の局在的・全体的な,形態的・意味論的な状態に応じて,指示を与える刺激語により活性化される。

エネルギー分岐は,組織レベルあるいはそれらの集合のアトラクターと制御装置が均衡を崩した場合に発生する。

3-アトラクター,制御装置,エネルギー分岐の絡み合った作用：新たなアトラクターの影響で,初期の規範的な基準が混乱して変化し弱くなると,個人あるいは社会の自然の制御装置が修正できなくなり,人工思考システムの機能不全がおこる。

4-臨床における類推的互換：精神システムの機能不全では,アトラクターは精神の建築学的構造（本能-身体性,情動-感情的,知性的,そして倫理的レベル）において,レベルが上昇するにつれて多様となり拡大する。

表層の機能不全：神経症の形態は,単純な個別的病因による緊張性負荷や,その他の構造的形成とのつながりによって規定されるので,異なった構造を取る。

身体的不安／苦悶：もはや十分な制御により制御されない自律神経系のレベルで身体的な緊張の過大な負荷の結果として現れる。緊張性の過度の負荷は,構成主義的情報科学の概念でアトラクターとして解釈できる。不安／心配においては,自律神経の身体的レベルだけに関するものではなく,精神的

組織のさまざまなレベルに拡散するので，捉えがたい精神的不調として感じられる。

　神経症で，制御の欠陥が表れるのは，感覚的領域（心身障害），意識野の狭窄を伴う身体的表象の領域（転換），ある表象を前にした意志的な行動開始の阻止現象の領域（恐怖症），身体的および精神的表象の制御阻止の領域（強迫観念）などである。病理学的形態においては，意識野は狭窄しているが，除去されているわけではない。虚言症は，アトラクターと同等の欲望の力がシステムの制御を誤らせてエネルギー分岐を引き起こし，それにより虚言症的言説が生じる。

　強迫観念は，病理学的緊張により，自動化された精神活動の回路が開放されることにより生ずる。

　精神病性形態への移行：深いつながりが確立されると，本能－感情－知性的ネットワークが出来上がり，さらにまたシステム全体の制御を弱め，より広い自動化された病理性の環の回路が確立される。こうなると強迫観念が前精神病の様式で出現することがある。

　深層の機能不全：精神病において，病理学的プロセスは組織のさまざまなレベル（身体的，感情的，観念的レベル）における下部構造におけるアトラクターの拡散によって悪化し，全体的な障害の進展となって出現する。病理学的つながりは，統合の機能不全となり意識を変質させる。この時即時に現れる影響の一つは，個人的体験と周囲の様態との間の，関連組織の変質である。それは特に患者の時間－空間の場にかかわっているので，構成要素の力動が変容する。

　興奮のプロセスは，もはや制御装置では制御されないエネルギーの過剰と，異常なエネルギーの消費によって示される。抑うつのプロセスは，興奮のプロセスとは逆の形であり，エネルギーの減少に関係している。結果的に生じるアトラクター／制御装置の関係の変容の影響の結果，ここでもまたエネルギー分岐が起こり，さまざまな形の抑制が現れる。分岐の出現はまた容易に，混合状態ではそれぞれの状態を組織のいろいろなレベルに異なった形で結合する。アトラクターは異なる頻度で多様なレベルに介在し，その他の制御装

置を備給し，一連のプロセスの出現順序を変化させる。

構造喪失のプロセスでは，アトラクターと制御装置の異質な作用の結果，統合レベルに従って拡散するので，システムの全体的制御の環を狂わせる。侵されたレベルに従って変化するエネルギー分岐が起こる。反復的あるいは慢性的な突然の機能的遮断が起こる。

覚醒活動の制御因子の混乱は，意識の機能の制御能力を衰弱させ，夢に類似した下意識のイマージュが侵入し易くなる。精神錯乱は，時間－空間的失見当識が，精神活動の低化と結びつき，先に体験した記憶表象が突然再出現しやすくなる（夢幻症）。破壊的な作用がさらに，観念的ネットワークの統合と構成において生ずると，時間－空間的な基準座標系はますます混乱を受け，多形性妄想突発となる。

統合失調症は，構造喪失作用により精神の建築学的構造の統合がいろいろなレベルで混乱し，全体的制御装置の環が混乱する。組織のさまざまなレベルで自動化された反復（運動性，言語性，観念性），自主的行動に対する自由意志による制御の抑制が起こり，課された位置を続ける（カタレプシー）。カタトニーは課された運動の試みに反抗する。情動－感情レベルで，これらの構造喪失はこの組織の構成ネットワークが侵される。感情的行動の衰退，冷たさ，あるいはその人のいつもとは違う無関心が起こる分裂が，感情的表象と観念的出現の間に生まれることがある。

精神的総合は，混乱した，妄想的，分裂的思考の構築まで至り，分裂言語症が起こったり，文法的構文や言葉が変わることがある。

妄想では，病理的学的なアトラクターの影響によりエネルギーの分岐が起こり，言語と思考の回路の一貫性が失われる。分岐は，構成要素の意味作用と統合を変質させ，大なり小なり異質的で拡散した感情－観念的構成を生み出すか，あるいは反対に一貫性はあるが病理学的な様態で組織される建造物を生み出す。

幻覚は，関連する対象のそれぞれのレベルの制御不全による。アトラクターと制御装置の作用が構造的な面に影響し，構成された組織や構成要素の多様なレベルを変質させ，システムの体験された時間と空間的組織も変質させる。

非定型の形態では，病理学的力動はそれぞれ異なった形で加わる。10年間にわたって観察された非定型精神病の症例が紹介され，人工思考システムのモデルに沿って病理学的思考が発生的に考察されている。

 第6章　電磁互換性
 電磁互換性とは，電磁気学が神経精神的機能と両立しできる，あるいはそれを部分的に説明できるとする電気磁気学的概念である。電磁互換性はすでに，皮質－視床－辺縁系に作用を及ぼす頭蓋電磁気刺激の研究で示されている。
 1－現代のいくつかの研究について：経頭蓋磁気刺激法は，精神障害の治療の分野で有望であり，うつ状態，幻覚状態，子どもの注意欠陥や多動性障害でも研究されている。精神的システムと物理的システムをエネルギー的に対の形で検討すると，ごく少量のエネルギーの追加や減少が，不安定なシステムを覆して以前とは反対の状況を作り出すことが理解できる。
 2－臨床的現象の進行との類似性：電磁場の変化により，精神的機能障害の説明不能な特定の進展が類推によって理解できる。たとえば，あるひとつの組織レベルから別なレベルに移り，新しい複数の病理学的構造を形成する機能的な飛び越しがある。それはまた，外部環境からの刺激や情動的，感情的，知性的次元における現象にも当てはまる。複数の外部要因の結果不意に起こった強すぎる情動的負荷は，最初の情動－感情レベルの負荷を軽減するために，別のレベルへの通路を活性化する効果を持つエネルギーの流れとなって表れることがある。
 3－精神医学における電磁気学的仮定：精神障害に介在する自動現象が，一定の側面を条件づける可能性があると仮定すれば，精神的現象の多くは電磁気学と関係するエネルギーの場の変化と関連させて考察できる。ほんのわずかの刺激で不安定な構造の精神現象が起こる場合がある。突然の気分変化，諸障害の流動性と変容，病理学的確信の形成などの多様な構造喪失が起こる。

第7章　さまざまな表象の統合

　精神障害の下部構造では多くの表象が現れる。集合論の概念に基づいて，組織レベル，統合レベル，コミュニケーション・レベル，フィードバック（前向逆向）・レベル，自動制御，および他動制御の概念が得られる。圏論を使用するとこれらの概念を明確にできる。また情報伝達作因や，アトラクターのより特別な観念，制御装置，エネルギー分岐といった構成する概念に基づいたミクロシステムの概念により，全体的なエネルギーの知識に基づく概念を考察できる。さらに，電磁気学の法則からエネルギーの性質そのものについての概念を検討できる。

総括

　精神医学は，専門分野に限定された静的見方だけではなく他の専門分野との学際的視野を開く必要がある。そうすると，情報を伝達する精神エネルギーの広大な場を考慮することが可能となる。エネルギーの場は，対象の神経−社会−精神システムに固有な複雑なネットワークの環の活性化，生理学的な下部構造から組織のさまざまなレベルにおける統合，環境との無数のコミュニケーション，そして多様な制御による知的・審美的・倫理的表象に至るまでをカバーしている。しかしこの合理的なアプローチだけでは精神の特性をすべて解決できるわけではなく，あくまでも患者との十分な共感が必要である。この新しい方法は，精神医学の解体を叫んで危機感をあおる予言者に対抗し，未解決の謎に答えを与え，精神システムの正常な機能と病理学的機能を明らかにできる。

謝辞

　この本の序「『精神障害の下部構造』を手にとられた人々に贈る」を賜りました前東京大学教授，加藤進昌先生，および翻訳のご指導を賜りました樋渡英伍先生に心より御礼申し上げます。

図表目録

図1　認識サイクルの統合　9
図2　精神医学における科学的座標系の適用方法　36
図3　専門分野における三つの観点　56
図4　正方形論理と六角形論理　62
図5　六角形論理の精神医学への適用　63
図6　意味論の洗練　65
図7　意味作用と意味のモデル　89
図8　観念的芽生えの構造的要因　93
図9　精神医学で使用される言語の例　95
図10　言語機能と操作思考の関係　97
図11　諸々の構造の近傍　130
図12　精神のネットワーク　連合した精神病的および神経症的構造　135
図13　神経シナプス　138
図14　システマル法の観察の尺度と構成単位　141, 244
図15　集合論的見方による不安／苦悶と不安／心配　144, 247
図16　記憶の変化現象（ここでは不安／苦悶）の表象の基礎的構造図（エレスマンとヴァンブルメルシュによる）　151
図17　不安／苦悶の圏論　152
図18　圏論に基づく不安／苦悶と不安／心配　153, 249
図19　圏論に基づくいろいろな神経症的症状　155
図20　一般的精神医学の構造化　160
図21　アトラクター，制御装置，エネルギー分岐　170
図22　不安／苦悶と不安／心配　構成主義的モデル化　173
図23　広場恐怖症におけるアトラクターと制御装置の活動　179
図24　体験の空間化　195
図25　精神的流れのベクトル　205
図26　電磁モジュール（モーリスによる）　207
図27　認識の新たなパラダイムの生成　221
図28　精神障害の下部構造の多様相的パラダイム　224
図29　観念的下部構造の基本的モデル　226

Pierre Marchais の著作

(1) Psychopathologie en pratique médicale. Voies d'entrée. Thérapeutique. Paris, Masson, 1964, 259 p.
(2) Les Processus névrotiques. Contribution à l'étude psychopathologique des névroses. Paris, L'Expansion scientifique, 1968, 248 p.
(3) Glossaire de Psychiatrie. Paris, Masson, 1970 (avec le concours du Comité d'Étude des Termes Médicaux Français) (Ouvrage couronné par l'Académie Francaise, Prix Boudin), 238 p.
(4) Psychiatrie et Méthodologie. Paris, Masson, 1970 (Ouvrage couronné par l'Académie Nationale de Médecine, Prix Ritti), 212 p.
(5) Introduction à la psychiatrie théorique. Paris, Masson 1971, 159 p.
(6) Psychiatrie de synthèse. Paris, Masson, 1973, 224 p.
(7) Métapsychiatrie. Paris, Masson, 1974, 118 p.
(8) Magie et mythe en psychiatrie, Paris, Masson, 1977, 214 p.
(9) Les Processus psychopathologiques de l'adulte. Nouvelle approche clinique en psychiatrie. Toulouse, Privat, 1981, 376 p.
(10) Les Mouvances psychopathologiques. Essai de psychiatrie dynamique. Toulouse, Erès, 1983, 226 p
(11) Permanence et relativité du trouble mental (avec la participation d'Axel Randrup). Toulouse, Privat, 1986, 218 p.
(12) Le Phénomène moral. Approche dynamique et interdisciplinaire (avec la participation d'Axel Randrup). Toulouse, Privat, 1989, 251 p.
(13) Le Nouvel esprit psychiatrique. Métamorphose et développement de la psychiatrie clinique (avec la participation d'Axel Randrup). Paris, Frison-Roche, 1996, 272 p.
(14) Le Processus de connaissance. Unité et déploiement des dynamiques psychiques, De la psychiatrie à l'interdisciplinarité (avec la participation de Jean-Blaise Grize). Paris, Frison-Roche, 2000, 396 p.
(15) L'Activité psychique. De la psychiatrie à une théorie de la connaissance. L'Harmattan, Paris, 2003, 303 p.
(16) La Conscience humaine. Des flux énergétiques réflexifs, interactifs et transcendants. L'Harmattan, Paris, 2007, 390 p.
(17) L'Esprit. Essai sur l'unité paradoxale des flux énergétiques de la dynamique psychique. L'Harmattan, Paris, 2009, 239 p.

イタリア語訳：
Métapsichiatria. Il Pensiero scientifico, Roma, Italia, 1976 (Trad. L. Gentille).

ポルトガル語訳：
Introducao a una methodologia geral em psiquiatria. Édit. Roche, Rio de Janeiro Brazil, 1982 (Trad. Luiza Lahmeyer Leite Ribeiro et Angela-Maria Bastos Alves).
Modelos operatorios em psicopatologia. Édit. Roche, Rio de Janeiro, Brazil, 1983 (Trad. Angela Maria Bastos-Alves).

スペイン語訳：
Procesos psicopatologicos del adulto. Une nuevo enfoque clinico de la psiquiatria. La Prensa Medica Mexicana, S.A. Mexico, 1985 (Trad. Hector Pérez-Rincon).

日本語訳
精神活動――脳科学と新しい精神医学．創造出版，2010．（翻訳．藤元登四郎）

共著：
Dictionnaire français de Médecine et de Biologie. Manuila A, Manuila L., Nicole M. et Lambert H., Masson, Paris, 1970.
Logique, discours et pensée. Mélanges offerts à Jean-Blaise Grize (textes recueillis par D. Miéville et A. Berrendonner). De la Psychiatrie à la logique, de la logique à la psychiatrie, Coll. Sciences pour la communication. Peter Lang, Berne, Suisse, 1997, pp. 409-444.
La lecture du monde. Livre d'hommages à Yves Pélicier. La Psychiatrie interdisciplinaire, PUF, Paris, 1998.
La Psychopathologie et la philosophie de l'esprit au Salon (J. Chazaud). Vers un nouveau paradigme; l'approche systémale en psychiatrie. L'Harmattan, Paris, 2001, pp. 303-315.

索　引

事項索引

あ

- 新しいパラダイム 30, 34, 41, 56, 57, 201, 216
- アトラクター 97, 155, 166-188, 193, 194, 196, 197, 199, 209, 214, 225
- 意味作用 86, 87, 89, 90, 96, 107, 112, 187, 222
- 意味の形成 87, 88
- 意味の発達 90
- 意味のモデル 89
- 意味論 59, 61, 64, 65, 150, 167
- 陰性 33, 52, 60, 61, 69, 182
- うつ形態 112
- うつ状態 71, 112, 118, 203
- うつ病 31, 71, 72, 74, 209
- 運動能力 78, 80, 81
- エネルギー
  - ——転換 209
  - ——の流れ 50, 51, 56, 69, 84, 105, 126, 129, 133, 134, 137, 163, 164, 166, 168, 169, 199, 201, 204, 209, 224
  - ——の変動 134, 136, 219
  - ——分岐 155, 168, 169, 174, 175, 184, 185, 189, 193, 194, 199, 209, 214
- 音素 78, 81, 84, 86, 92, 93

か

- 解離 74, 92
- 科学認識論 33, 34, 73, 220
- 学際的 29, 35, 53-56, 67, 76, 133, 214, 216, 219, 222, 226
  - ——観点 128, 211
- 覚醒時 34, 49
- カタトニー 186
- カタレプシー 64, 186
- 活性化 50, 89, 91, 96, 105, 116, 117, 141, 159, 166, 167, 177, 178, 194, 196, 199, 209, 215, 226
- 仮面うつ病 112
- 感覚的直観 47, 49, 94
  - ——の流れ 51
- 感覚的類推 32, 53, 57
- 環境的刺激 142
- 環境的要因 31, 144
- 感情性 94, 112, 114, 143
- 感性門 46, 84, 87, 89, 94
- 記憶された表象 98
- 器質的疾患 68
- 基準論 33, 34, 73, 74, 108, 115, 116, 158, 159, 161, 193
- 機能的構造 125, 142, 170, 204
- 機能不全 57, 60, 72, 74, 96, 104, 111, 116, 118-120, 126, 133, 136, 144, 149, 156, 157, 161, 166, 168, 170, 182, 185, 196-198, 217, 219, 224, 225
- 経頭蓋磁気刺激法 203
- 共同活動 75, 96, 98, 100, 103, 105, 107, 108, 118, 165, 198

強迫観念 31, 64, 71, 111, 116, 117, 144, 146,
　　155, 156, 173, 180-182, 208
強迫観念の恐怖症 180
強迫精神神経症 111
恐怖症 64, 71, 110, 116, 117, 144, 146, 155, 156,
　　173, 177, 178, 180, 181, 205, 208
局所論 127, 128
虚言症 174-176, 190

空想作話性パラフレニー 115
グラフ理論 206

芸術的霊感 51
幻覚 73, 74, 112, 114, 157, 158, 183, 184, 186-
　　188, 193, 195, 203, 211
言語活動 81, 84-86, 90, 91, 93, 96, 97, 100,
　　103, 104, 107, 110-113, 116, 119, 142, 175, 176,
　　183
言語機能 87, 90-92, 94, 96, 97, 100, 101, 105,
　　107
幻想パラフレニー 187
圏論 55, 67, 133, 137, 146, 148-150, 152-156,
　　158, 159, 161, 171, 172, 204, 205, 208, 213, 214,
　　222, 224
　　　──的観点 128

構成主義 69, 96, 133, 154, 163, 173, 189, 197,
　　205, 224, 225
構成主義的観点 197
　　　──情報科学 67, 103, 128, 142, 155, 158,
　　161, 163-167, 171, 172, 223
構成主義的情報科学的観点 128
構造喪失 72, 98, 112, 114, 118, 125, 144, 145,
　　149, 157, 185-188, 193, 208, 211
構造分析 189, 193, 194
口頭言語 42, 79, 80, 82, 83, 85
興奮 71, 73, 74, 98, 110, 112, 118, 125, 137, 144,
　　145, 183, 185, 188, 191, 198, 209, 210
興奮形態 112
興奮のプロセス 157, 183
合理的アプローチ 49, 53
合理的思考 30, 107

合理的方法 54
古典的精神医学 31, 32, 68, 115
古典的論理学 107
コミュニケーション 49, 52, 77-79, 84,
　　88, 90, 103, 105, 106, 108, 118, 120, 125, 126, 141,
　　145, 192, 214, 222-224, 226
混合状態 71-73, 118, 185

さ

サイバネティックス 140, 142
錯乱性 193

時間－空間的失見当識 107, 112, 186, 193
自己制御回路 141
システマル法 133-135, 139-141, 144, 161,
　　164
システム工学 139, 206
自然言語 95, 99
失声症 111, 117, 155, 176
質的分析 64
疾病原因的 160
疾病単位 31, 43, 55, 69, 142, 145, 151, 208
疾病分類学 66, 68, 71
自動制御 142, 145, 169, 182, 183, 198, 214,
　　225
射 107, 150, 159, 160
集合論的観点 128
条件づけ ... 79, 83, 85, 88, 90, 98, 99, 118, 136, 137,
　　178, 210
症候学 71, 141
症候群 31, 42, 43, 55, 59, 69-71, 145, 151,
　　172, 208
症候性 73
情動中枢 165
情動的 47, 48, 57, 78, 89, 109, 113, 116, 125,
　　140, 154-156, 176, 178, 184, 194, 196, 198, 199,
　　209, 215
小反対関係 62, 64
情報科学 33, 55, 67, 103, 133, 142, 146, 155,
　　161, 163-167, 170-173, 189, 197, 213, 223, 224

自律神経系 140, 143, 171, 199
支離滅裂 100, 157, 186
神経科学 32, 34, 35, 68, 76, 128, 133, 137, 216
神経弛緩薬 118, 191, 193, 210
神経症 31, 70, 73, 100, 109-111, 115, 116, 125, 135, 146, 149, 154-156, 158, 171-173, 177, 182, 199, 208, 209, 210
神経障害 42
神経症性うつ病 31
神経症的状態 ... 115, 117, 146, 151, 152, 154, 156, 171
神経衰弱 31
神経生理学 133, 202
人工意識 33, 67, 96, 128, 164, 197
人工思考システム 126, 163-166, 189, 213
心身障害 173
身体－精神的障害 154
身体的転換 110, 116, 176, 177, 199
身体的不安／苦悶 152, 171, 198
審美的 47-49, 51, 101, 169, 226
神話 29, 30
●
数学的知識 47
●
生化学的 137, 216, 217
制御装置 155, 166, 167-170, 173, 176-188, 193, 194, 196, 199, 209, 214, 225
制御ネットワーク 165
制御不全 72, 74, 98, 130, 142, 143, 163, 188
精神医学の歴史 35
精神エネルギー 197, 203
精神現象 72, 202, 210
精神錯乱 92, 107, 112, 115, 186
精神自動症 143
精神的総合 113, 128, 140, 143, 154, 158, 186, 208
精神的組織 41, 47, 50, 72, 115, 118, 128, 140, 147, 154, 161, 172, 182, 196, 199, 211, 223
精神的流れ 69, 133, 136, 140, 147, 159, 161, 171, 183, 205, 206, 216, 219, 220, 224

精神的表象 54, 77, 99, 109, 120, 128, 140, 143, 154-156, 173, 177, 178, 187, 208
精神的霊感 51
精神病 31, 32, 34, 42, 57, 60, 69-74, 96, 98, 99, 103, 105, 111, 112, 114, 115, 117, 120, 125, 127, 135, 141, 143, 145-147, 151, 157, 158, 171, 181-183, 185, 197, 199, 208, 210, 224
──的状態 115, 149, 151, 154, 156
精神分析 32, 33, 35, 57, 68, 109, 133, 159
精神分析的 30-32
──方法 32
精神薬理学 32, 33, 35, 68, 137
生物学 69, 114, 129, 197, 198, 207
制約否定 62
前意識 127, 128, 164
先験的 42, 48, 58, 75, 86, 100, 105, 159, 163, 197, 198, 201, 202, 206
前トポロジー空間 129, 130
●
双極性障害 157, 185
相互活動 96, 97
相互作用 29, 75, 91, 94, 98, 104, 106, 127, 141, 142, 145, 147, 199, 204, 205, 220
操作思考 37, 41, 42, 45, 90, 94, 96, 97, 101, 104, 106, 114, 121, 187
想像妄想 114, 115, 187
躁的興奮状態 117
躁病 31, 71, 183

た

●
第一局所論 128, 164
多形性妄想突発 112, 115, 186
脱制御 104, 111
●
知覚麻痺 110, 155, 176
知的障害 42
知的と呼ばれる直観 49
知能的 135, 140, 157
超越的直観 49
直観 45-53, 64

直観的 45, 47, 49, 53, 164, 220
　──形態 46
直観的な 48, 52, 53
　──アプローチ 45, 53

●

DSM 32, 60, 69, 72, 121, 160, 183, 227
哲学的 31
転換 29, 35, 64, 144, 146, 155, 173, 178, 208
電磁気学 34, 67, 202, 203, 210, 211, 215
電磁互換性 201-203, 213
電磁モジュール 207
テンソル理論 206

●

同一性 45, 53-55, 58-61, 63, 107, 222
同一律 58
統合失調症 31, 34, 60, 72, 100, 112, 115, 120, 185, 186
洞察による診断 52
統辞論 77, 91, 92, 94, 96
特殊命題 62

な

●

内的知覚 47

●

二項的機能 75
二次性直観 49
　──の力動 51
乳幼児 78-89, 91, 128, 129
人間主義的 30
認識のネットワーク 53

●

ネットワーク 46, 49, 50, 55, 125, 133-136, 139, 150, 161, 165, 167, 173, 176, 181, 186, 203-206, 216, 226

は

●

バーチャル空間 129, 130
排中律 45, 58, 60, 62, 63, 66, 69, 75, 107

発達 43, 73, 77-91, 94, 96, 101, 103, 120, 127, 129, 133, 140, 142, 143, 150
パラダイム ... 29, 31, 32, 35, 41, 56, 126, 193, 216, 220-224
パラノイア体系妄想 114
反響 48-50, 68, 79, 92, 158, 183
半睡状態 49
反対関係 60, 62, 64, 66-68, 71, 72, 74, 107, 113, 168
　──論理 45, 55, 57, 60, 61, 63, 66, 67, 69, 71, 73-76, 106, 189, 193, 223
反復 83-85, 88, 90, 94, 111, 113, 116-118, 156, 181, 185, 186, 190, 193, 203

●

皮質−視床−辺縁系 202
ヒステリー 31, 155
非定型躁−うつ精神病 60, 72, 100, 115
非定型の形態 189
表層の機能不全 171
病的合理主義 113, 186
病理学的緊張 55, 116, 152, 154, 158, 181
広場恐怖 110, 116, 117, 179, 180

●

不安／苦悶 angoisse 70, 99, 109, 110, 116, 117, 143, 144, 146, 149-156, 158, 171-173, 175-180, 192, 198, 208, 209
不安／心配 anxiété 70, 109, 110, 111, 117, 118, 143, 144, 146, 149, 150, 152-154, 156, 158, 171-173, 181, 192, 208
不安／苦悶神経症 31
フィードバック 46, 49, 51, 53, 55, 91, 94, 95, 97, 99, 101, 129, 134, 141, 142, 145, 184, 214, 224
部分集合 126, 139-141, 143, 146, 147, 160, 213, 224
プロセス 34, 35, 49-51, 53, 55, 69, 72, 80, 84, 88, 91, 93, 94, 100, 137, 139, 145, 147, 149, 156, 157, 160, 163, 165, 169, 180, 182-185, 187, 202, 203, 206, 209, 213, 215, 219, 222, 224
分岐 98, 135, 136, 166, 168-170, 173, 175, 176, 182-185, 187, 194-197, 204, 207, 225

分裂 64, 101, 105, 113, 115, 183, 185-187, 191, 193-196
分裂言語症 113, 115, 187
●
包中律 45, 50, 60-65, 67, 70-73, 75, 223, 224
ポテンシャル・エネルギー 46, 50, 52, 60, 104, 184, 204
本能 50-52, 57, 78, 82, 101, 109, 113, 128, 135, 140, 143, 154, 157, 169, 170, 181, 183

ま

●
慢性型幻覚性精神病 115
●
身振り 79, 82, 83, 118
●
無意識 32, 57, 127, 128, 164, 173, 183
矛盾関係 60, 62, 66, 67, 168, 205
矛盾律 45, 107
無理論的 69, 219
●
メランコリー 184
●
妄想 31, 64, 73, 74, 99, 106, 111-115, 117-119, 146, 157, 158, 181-184, 186, 187, 190, 191, 193, 195, 211
模倣 79, 80, 86, 88, 90, 92-94

や

●
ユーティリティ関数 209
夢 32, 34, 57, 112, 165, 174, 186, 189
陽性 33, 52, 60, 61, 69, 182
抑うつ 100, 118, 125, 145, 181, 184, 185, 188, 193, 194, 199
　　──のプロセス 184
抑制 96, 110, 111, 134, 136, 137, 144, 155, 166, 172, 175-178, 180, 184, 186, 198, 199, 203

ら

●
理性門 46, 85, 94
量子物理学 61
量的分析 65
臨床的直観 52
倫理的 47, 48, 51, 101, 169, 170, 226
六角形論理 62, 63
論理−数学言語 95
論理的思考 106, 220
論理−論証的言語 94, 95

人名索引

あ

●
アイレンベルク [Eilenberg] 150
アジェージュ, C. [Hagège C.] 105
●
ヴァンブルメルシュ, J.-P. [Vanbremeersch J.-P.] 150, 151
ウイオン, P. [Houillon P.] 56, 68
●
エカン [Hecaen] 42
エレスマン, A. [Ehresmann A.] 150, 151
エレスマン, C. [Ehresmann C.] 150

か

●
ガダメール, H. G. [Gadamer H. G.] 65
カルドン A. [Cardon A.] 96, 103, 128, 130, 135, 136, 163, 164, 167, 189
●
ギタール, R. [Guitart R.] 137, 150
ギロー, P. [Guiraud P.] 66
●
クイデ, S. [Kouider S.] 81
クーン, T. [Kuhn T.] 29
クライン, E. [Klein E.] 107
グリズ, J.-B. [Grize J.-B.] 59, 88, 94
クリストフ, A. [Christophe A.] 42, 92
クレペリン [Kraepelin] 72, 115, 187
●
ゴプニク, A. [Gopnik A.] 81
ゴンドラン, M. [Gondran M.] 136

さ

●
サンダー, E. [Sander E.] 83
●
ジーマン, C. [Zeeman C.] 163

ジャネ, P. [Janet P.] 32, 42, 57, 103, 127, 181

た

●
チョムスキー, N. [Chomsky N.] 105
●
デジェリヌ [Déjerine] 42
デュプレ [Dupré] 115, 187
デュボア, F. [Dubois F.] 136
●
ドゥアーヌ, G. [Dehaene G.] 81
ド・ボワモン [de Boismont Brierre] 42
トム, R. [Thom R.] 163

な

●
ニコラ, F. [Nicolas F.] 61, 62, 64, 106
ニコレスク, B. [Nicolescu B.] 61

は

●
バシュラール, G. [Bachelard G.] 49, 93
バリュック, H. [Baruk H.] 120
●
ピネル, Ph. [Pinel Ph.] 31
ピュッサン [Pussin] 31
●
ブランシェ, R. [Blanché R.] 61
ブルワー, L. [Brouwer L.] 47
ブルバキ, N. [Bourbaki N.] 139
ブロイアー, J. [Breuer J.] 57
フロイト, S. [Freud S.] 32, 57, 110, 127, 128, 164, 177
●
ベジオー, Y. [Beziau Y.] 62
ベルグソン, H. [Bergson H.] 47
ベルジ, U. [Bellugi U.] 42
ヘンダーソン [Henderson] 42

- ホフスタッター, D. [Hofstadter D.] 83
- ポワンカレ, H. [Poincaré H.] 47

ま

- マシニョン, L. [Massignon L.] 106
- マックレーン [Mac Lane] 150
- マネル, Cl. [Mânnel Cl.] 81
- マルセ, L.-V. [Marcé L.-V.] 42
- ミンコフスキー, E. [Minkowski E.] 52, 113, 186
- メスメル [Mesmer] 201, 202
- モーリス, O. [Maurice O.] 201, 203, 205-207
- モラン [Morin] 42
- モロー・ド・ツール [Moreau de Tours] 42

ら

- ランペリエール, Th. [Lempérière Th.] 42
- リュオテ, J.-P. [Luauté J.-P.] 42
- リュパスコ, S. [Lupasco S.] 53, 61
- レネ, A. [Reineix A.] 206

訳者略歴

藤元 登四郎……ふじもと としろう

東京大学医学部卒業，精神科医
一般社団法人藤元メディカルシステム理事長

フランス・サルペトリエール病院に留学，伝統的神経精神医学を研究。フランスのアンリ・エー研究の専門誌，LES CAHIERS HENRI EYのComité scientifique（学術委員），Annales médico psychologiquesのComité de lecture international（国際審査委員）。日本SF作家クラブ会員，第6回日本SF評論賞の選考委員特別賞（2011）を受賞。『〈物語る脳〉の世界』（寿郎社，2015）は第37回日本SF大賞の候補作。

訳書──「精神病理学と脳」「アンリ・エー精神医学とは何か──反精神医学への反論」「アンリ・エー　統合失調症」（創造出版）。「小児精神医学の歴史」，「アンリ・エーと器質力動論」（そうろん社）。「精神活動──脳科学と新しい精神医学」（創造出版）その他。

著書──「〈物語る脳〉の世界──ドゥルーズ／ガタリのスキゾ分析から荒巻義雄を読む」寿郎社，2015。その他

論文── Sex Differences in Gamma Band Functional Connectivity Between the Frontal Lobe and Cortical Areas During an Auditory Oddball Task, as Revealed by Imaginary Coherence Assessment: The Open Neuroimaging Journal, 2016, 10, 3-19. その他

精神障害の下部構造
精神医学的思考様式の革新

2017年5月10日　印刷
2017年5月20日　発行

著者　―――― ピエール・マルシェ
訳者　―――― 藤元登四郎

発行者　――― 立石正信
発行所　――― 株式会社 金剛出版
　　　　　　　〒112-0005 東京都文京区水道1-5-16
　　　　　　　電話 03-3815-6661　振替 00120-6-34848

装丁◉臼井新太郎
装画◉山口留美惠
印刷◉新津印刷
製本◉誠製本

ISBN978-4-7724-1549-1 C3011　　©2017 Printed in Japan

●好評既刊

アンリ・エー
宮本忠雄・小見山 実 監訳

幻　覚

Ⅴ 器質・力動論2

影山任佐　阿部隆明 訳

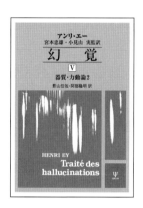

　エー最大の業績である「器質・力動論（L'organo-dynamisme）」という壮大な精神医学理論大系の全貌が前巻に続いて展開されている。本書によって、ジャクソン、ジャネ、フロイト、ブロイラー、ミンコフスキを継承し、サルトルやメルロ＝ポンティ、フッサールやハイデガーらの実存主義を経てビンスワンガーの現象学的精神病理学を昇華し、現代精神医学へと繋がる緻密な理論構造を辿ることができる。
　後半部には監訳者影山による精密な解題「エーを読む　蘇るアンリ・エー？」（500枚にわたる、難解であるエー理論を読み解くための、良質で明快な入門編）を付与した。

●A5判　●上製　●本体 8,500 円＋税

● オンデマンド版

アンリ・エー
宮本忠雄・小見山 実 監訳

幻　覚

Ⅰ 幻覚総論
影山任佐　古川冬彦 訳

Ⅱ 精神病と神経症の幻覚
新谷昌宏　小見山実 訳

Ⅲ 「線型」病態発生論
古川冬彦　阿部隆明 訳

Ⅳ 器質力動論 1
関 忠盛　阿部惠一郎　中谷陽二　吉沢 順 訳

●A5判　●上製　●本体 各8,000円+税

自己愛性人格／解離性障害／躁うつ病の拡散
精神医学における症例記述の復権のために

［著］＝鈴木 茂　［編］＝生田 孝

●A5版　●上製　●320頁　●本体 **5,800**円＋税

境界性パーソナリティ障害と統合失調症，自己愛性パーソナリティ障害，躁うつ病，解離性障害の臨床精神病理学についての卓越した論文で知られる，鈴木茂のアンソロジー。

語り・妄想・スキゾフレニア
精神病理学的観点から

［著］＝生田 孝

●A5版　●上製　●314頁　●本体 **4,500**円＋税

統合失調症の妄想論，幻聴の臨床研究，ワイツゼッカーの主体概念の考察など，臨床精神病理学によるスリリングな知的冒険の書。

仏教精神分析
古澤平作先生を語る

［著］＝永尾雄二郎　クリストファー・ハーディング　生田 孝

●四六版　●上製　●200頁　●本体 **3,000**円＋税

フロイトとの運命的な邂逅，「阿闍世コンプレックス」の提唱者として日本の精神分析に不滅の足跡を残す"古澤平作"の素顔を明らかにする。